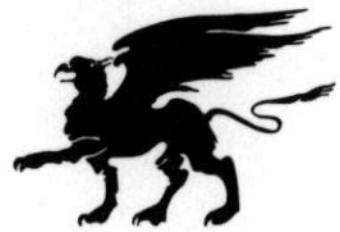

Cornelia Löhmer | Rüdiger Standhardt

Die Kunst, im Alltag zu entspannen

Einübung in die Progressive Muskelentspannung

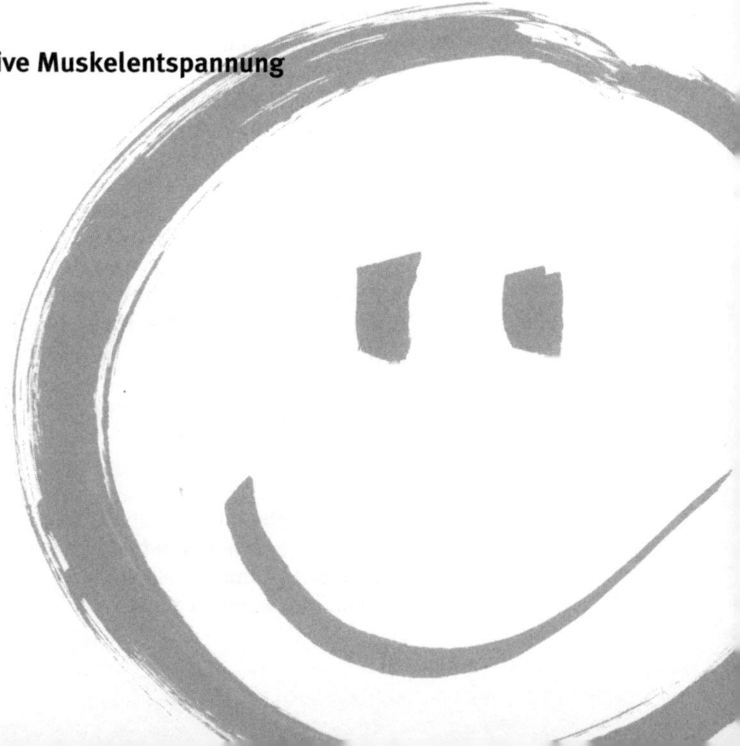

Buch & Hör-CD
mit Musik von Bernd Holz

Klett-Cotta

MIX
Papier aus verantwortungsvollen Quellen
FSC® C014889
FSC
www.fsc.org

Klett-Cotta
www.klett-cotta.de

Printed in Germany
Umschlag: Philippa Walz, Stuttgart
Zeichnungen: bergerdesign, Solingen
CD-Bearbeitung: Hendrik Stein
Gesetzt aus der Carniola von Kösel, Krugzell
Auf säure- und holzfreiem Werkdruckpapier gedruckt
und gebunden von Pustet, Regensburg
ISBN 978-3-608-94578-2

Vierte, überarbeitete und erweiterte Auflage, 2013
mit neu eingespielter CD
Fünfte Auflage, 2014

Bibliografische Information der Deutschen Nationalbibliothek
Die Deutsche Nationalbibliothek verzeichnet diese Publikation in der Deutschen Nationalbibliografie; detaillierte bibliografische Daten sind im Internet über <http://dnb.d-nb.de> abrufbar.

Unseren Eltern
Eva und Arthur
Rosemarie und Helmut
in Dankbarkeit gewidmet
für das Geschenk des Lebens.
Und für Heinz – einfach so!

Inhalt

Einleitung

»Jetzt entspann Dich doch mal!« – diese Aufforderung ist leichter gesagt als getan. Denn wer kann sich schon »einfach so« entspannen, ohne das Glas Wein, ohne die Zigarette, ohne den Liegestuhl am Strand, ohne die Lieblingsmusik, ohne den Partner, ohne, ohne, ohne …

Zum Entspannen brauchen wir besondere Voraussetzungen, und häufig stellt sich die ersehnte Ruhe und Erholung selbst dann nicht ein. Wir sind enttäuscht und fühlen uns nach dem Jahresurlaub, den Weihnachtsfeiertagen oder dem verlängerten Wochenende gar nicht so frisch, wie wir es uns gewünscht hätten. Die Alltagstretmühle läuft weiter, und wir warten auf die nächste Entspannungsgelegenheit – in der Pause, nach Feierabend, am Wochenende.

Auch Sie kennen Momente, in denen Sie dem Druck des Alltags wenigstens für eine Weile entfliehen wollen und nicht wissen, wie dies gelingen kann. Und auf Ihrer Suche nach Möglichkeiten sind Sie zufällig oder auch gezielt auf dieses Buch gestoßen. *Die Kunst, im Alltag zu entspannen* ist nicht nur ein vielversprechender Titel – wenn Sie bereit dazu sind, kann dieses Buch Ihr Leben nachhaltig verändern. Denn es ist tatsächlich möglich, sich »einfach so« zu entspannen und jeden Augenblick Ihres Lebens bewusst wahrzunehmen.

Ganz im Sinn Edmund Jacobsons, des Erfinders der Progressiven Muskelentspannung, können auch Sie durch das Erlernen und Anwenden dieser Methode drei Dinge lernen:

1. Nach dem Motto: »So viel wie nötig, so wenig wie möglich« können Sie lernen, für jede Aktivität nur noch diejenigen Muskeln anzuspannen, die für die Ausführung der Bewegung notwendig sind.

Ihr Vorteil: Sie ermüden nicht mehr so schnell, brauchen weniger Zeit, um sich auszuruhen, und haben eine Energiereserve zur Verfügung, wenn Sie diese für einen hohen Energieeinsatz brauchen.

2. Sie können lernen, Ihren Körper gezielt zu entspannen – in jeder Alltagssituation.

Ihr Vorteil: Die gezielte Entspannung einzelner Muskelgruppen wirkt sich auf die gesamte Muskulatur des Körpers aus. Sie fühlen sich ausgeglichener und können mit den Anforderungen des Lebens besser umgehen.

3. Sie können lernen, genau wahrzunehmen, was sich in jedem Augenblick Ihres Lebens ereignet, ohne dies gleichzeitig bewerten zu müssen.

Ihr Vorteil: In jeder Sekunde Ihres Lebens können Sie sich entscheiden innezuhalten, um den jeweiligen Augenblick bewusst zu erleben.

Die Progressive Muskelentspannung ist einfach zu erlernen, und Sie brauchen weder besondere körperliche Fähigkeiten noch spezielle räumliche Voraussetzungen.

Im vorliegenden Buch ist alles Wissenswerte über die Progressive Muskelentspannung nach Jacobson in leicht verständlicher Form zusammengestellt, so dass Sie jederzeit beginnen können, sich in diese Methode einzuüben. Das Buch ist ebenso als begleitende Lektüre für Menschen geeignet, die an einem Entspannungskurs teilnehmen. Sie können in Ruhe zu Hause nachlesen, was Sie praktisch und theoretisch im Kurs erfahren haben.

Die Texte auf der beiliegenden Hör-CD erleichtern Ihnen insbesondere am Anfang, sich den genauen Ablauf der einzelnen Übungssequenzen zu merken. Für den Einstieg eignet sich gut die Anleitung des 17er-Schrittes im Liegen. Sobald sich Ihr Körper an diese Art der aktiven Entspannung gewöhnt hat, wird für Sie die Anleitung des 7er-

Schrittes interessant. Der 4er-Schritt im Stehen ist für alle diejenigen geeignet, deren Muskeln bereits gelernt haben, sich gut zu entspannen.

Das letzte Musikstück ist ohne Begleittext. Sie können sich ganz der Musik hingeben und die Progressive Muskelentspannung in dem Tempo und in der Reihenfolge machen, die Ihnen besonders gut tut.

Jetzt liegt es ganz in Ihrer Hand, ob die Progressive Muskelentspannung zeigen kann, was in ihr steckt. Buch und CD haben Sie – »tun« müssen Sie es selbst. Wir können Ihnen nur empfehlen, die Progressive Muskelentspannung mit Ihrem eigenen Leib auszuprobieren. Und vielleicht passiert Ihnen dasselbe wie uns, dass Sie sich nämlich – ganz nebenbei – im Tun von der Genialität, der Einfachheit und der Wirksamkeit dieser Methode überzeugen lassen. In kleinen Schritten macht die Progressive Muskelentspannung Sie mit Ihrem Körper und mit Ihrem eigenen Leben bekannt. Sie lernen, die Grenzen und Möglichkeiten Ihres Körpers wahrzunehmen und zu akzeptieren, ganz gleich, in welcher Lebensphase und in welchem körperlichen Zustand Sie sich befinden. Darüber hinaus erleben Sie, wie unverwechselbar jeder Augenblick ist, und dass es allein in Ihrer Macht steht, jeden einzelnen

Augenblick bewusst zu erleben und ihm damit eine Bedeutung zu verleihen.

Im Alltag zu entspannen ist eine Kunst, die Sie mit der Methode der Progressiven Muskelentspannung erlernen können. Als Symbol für Entspannung haben wir einen mit leichtem Pinselstrich gemalten »Smily« gewählt, denn ein lächelndes Gesicht ist ein entspanntes Gesicht. Der Smily wird Sie durch dieses Buch begleiten als Erinnerung daran, dass Sie sich in jedem Moment Ihres Lebens aus eigener Kraft heraus für die achtsame Entspannung entscheiden können.

Cornelia Löhmer & Rüdiger Standhardt
Giessen, im Januar 2013

Grundlegende Informationen zur Progressiven Muskelentspannung nach Jacobson

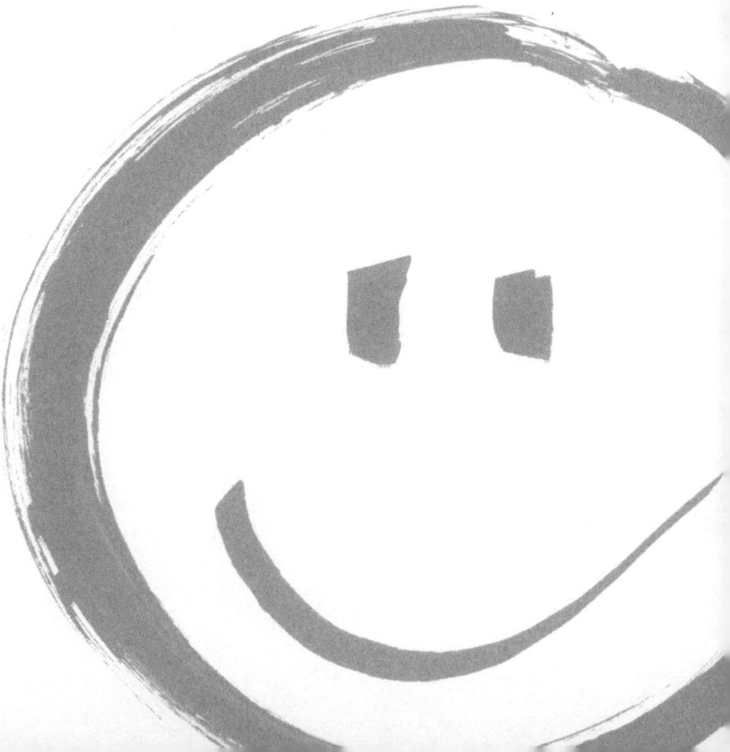

Zur Entwicklung der Methode

Der amerikanische Arzt und Physiologe Edmund Jacobson (1888–1983) entwickelte die Progressive Muskelentspannung Anfang des 20. Jahrhunderts in den Laboratorien der Harvard-Universität. Nach 20-jähriger Forschungstätigkeit veröffentlichte er die Ergebnisse seiner Arbeit 1929 in einem Buch, das sich an Ärzte wandte. Man schlug Jacobson daraufhin vor, seine Ideen auch für Nichtfachleute zu formulieren, und so erschien 1934 das Buch »You Must Relax«, zu Deutsch soviel wie: »Sie müssen sich entspannen!«.

Für Jacobson ist Entspannung ein »Lebensstil«, wie er am Ende seiner einführenden Bemerkungen in diesem Buch betont. Sein Ziel ist, so schreibt er, »die Menschen zu lehren, wie sie ihren Energieverbrauch verringern und unnötige Spannungen vermeiden können, ohne dabei die Ziele aufzugeben, die sie sich gesteckt haben. Sie sollen ermutigt werden, den ›eingebauten Tranquilizer‹ zu benutzen, der jedem von uns zur Verfügung steht. (...) Wozu die zahlreichen Nebenwirkungen synthetischer Beruhigungsmittel in Kauf nehmen, wo uns doch die Natur mit einem Mechanismus ausgestattet hat, der keinerlei schädliche Wirkungen hat?«

Ja, Sie haben richtig gelesen: Für Jacobson ist die Progressive Muskelentspannung ein in unserem Körper »eingebauter Tranquilizer«, den wir nur zu nutzen lernen müssen.

Bereits damals vertrat er die Auffassung, dass jegliche Form von Anspannung, sei es Hektik, Unruhe, Zeitnot oder Leistungszwang, zu körperlichen und seelischen Störungen führt.

> Nervöse Spannung ist ein Zeichen für ein zu hektisches Leben, bei dem Energie vergeudet wird.
> *Edmund Jacobson*

Mit der Anwendung der Progressiven Muskelentspannung konnte Jacobson aber auch den umgekehrten Zusammenhang beweisen: Die Progressive Muskelentspannung wirkt dem Stress nämlich sowohl auf der körperlichen als auch auf der seelischen Ebene entgegen. Durch die Verringerung der muskulären Spannung wird die Gehirnaktivität schwächer, der Mensch kann geistig abschalten, er wird ruhiger und gelassener. Wer die Muskelentspannung regelmäßig übt, kann jederzeit willentlich einen Zustand körperlich-seelischer Ausgeglichenheit herstellen – man kann diesen Zustand am treffendsten mit »Wohlspannung« bezeichnen. Und eben diese Wohlspannung ist nichts anderes als der von Jacobson beschriebene körpereigene Tranquilizer, den wir für unser Leben nutzbar machen können. Jacobson denkt dabei an die gesamte Spannbreite des Lebens, nicht nur an die Stress auslösenden Situationen. Für ihn ist das Erlernen und Anwenden des Entspannungstrainings der wichtigste Schritt auf dem Weg zu einem selbstbestimmten Leben, in dem der Mensch lernt, Energie einzusparen, mit seinen Kräften effizienter hauszuhalten und daher angenehmer und vielleicht auch länger zu leben. Und – auch darauf wies Jacobson bereits vor über 80 Jahren hin – die Progressive Muskelentspannung kostet nichts, sie hat keine Nebenwirkungen und kann in nahezu jeder Situation eingesetzt werden.

> Er (der Lesende) lernt, Gewohnheiten, die einen zu hohen Energieverbrauch erfordern, abzulegen und seine Alltagsaktivitäten lockerer anzugehen, wodurch er Energie einsparen kann, ohne seine Pflichten zu vernachlässigen.
>
> *Edmund Jacobson*

Das Prinzip Selbstverantwortung

Das Prinzip der Selbstverantwortung meint, die eigenen Handlungsspielräume in den unterschiedlichsten alltäglichen Situationen sehen und gestalten zu lernen. Dabei liegt die Konzentration auf den Aspekten, die beeinflussbar sind. Alles, was sich gegenwärtig nicht verändern lässt, gilt es innerlich zu akzeptieren.

Eine einfache Überlegung gibt Auskunft darüber, wie weit Sie das Prinzip Selbstverantwortung in Ihr Leben

Sie sind zwar der Meinung, Ihre Spannungen rührten von dem allzu hektischen Betrieb her, aber keiner von Ihnen macht sich richtig klar, dass diese Spannungen, die ausgelöst werden – einerlei, ob im alltäglichen Berufsleben oder beim Ausüben eines Hobbys –, Ihnen niemals »aufgezwungen« werden, sondern dass Sie vielmehr weitgehend selbst dafür verantwortlich sind.

Edmund Jacobson

integriert haben. Menschen, die ihr Leben selbstverantwortlich in die Hand nehmen, empfinden sich zu 90% als aktive Gestalter und nur zu 10% als passive Reagierer. Menschen, die die Verantwortung für ihr Leben an äußere Umstände oder an andere Menschen delegieren, erleben sich zu 90% als Opfer der äußeren Umstände und nur zu 10% als aktiv Handelnde.

Wenn Sie die Verantwortung für Ihr Leben übernehmen, dann wissen Sie, dass Sie die Freiheit haben zu wählen, wie Sie etwas sehen wollen. Sie können die Menschen und die Situationen als Herausforderung für Lernen und inneres Wachstum begreifen oder Sie können jammern, klagen und sich als Opfer der äußeren Umstände begreifen.

Das Prinzip der Selbstverantwortung ist die Ausgangsbasis für den alltäglichen Umgang mit Anspannung und Entspannung. Denn: Wer sich verspannt, hat dies aus eigener Kraft getan! Niemand außer man selbst ist verantwortlich dafür – keine anderen Personen und auch keine äußeren Umstände. Edmund Jacobson findet drastische Worte dafür – lesen Sie selbst, was er 1934 schrieb: »Und wer ist für diese Anspannung verantwortlich? Ihre Großmutter, der Sie ähnlich sehen? Ihr Chef, weil er Sie heute Morgen getadelt hat? Mitnichten! *Sie* sind dafür verantwortlich! *Sie* tun es!«

Mit dem Hinweis auf die Selbstverantwortung des Menschen bringt Jacobson einen Aspekt zur Sprache, der für das Erlernen der Muskelentspannung wesentlich ist.

Erst wenn Sie begriffen haben, dass Sie für Ihre körperlichen und seelischen Befindlichkeiten selbst verantwortlich sind, können Sie die Konsequenz dieser Aussage realisieren: Es ist Ihnen nämlich auch aus eigener Kraft möglich, sich zu entspannen!

Was so banal klingt, hat weitreichende Konsequenzen für den Umgang mit spannungsbedingten Symptomen. Wer die Verantwortung für seine Anspannung übernimmt, weiß um die Pseudolinderung beispielsweise durch Alkohol und Medikamente. Zwar tritt im ersten Moment oft eine spürbare Erleichterung ein, doch der Preis ist hoch. Wir machen uns abhängig von Drogen, Medikamenten, und nicht zuletzt auch von Ärzten, die uns immer wieder neue Medikamente verschreiben.

Als Arzt gehört es zu meinem Beruf, Medizinen zu verschreiben, wenn es unvermeidlich ist. Aber lieber ist es mir, wenn meine Patienten ohne sie fertigwerden.

Edmund Jacobson

Lesen Sie hierzu noch einmal eine längere Passage von Jacobson, mit der er sich 1970 vor allem an Menschen in leitenden Positionen richtet, die seiner Erfahrung nach unter besonders starken Spannungszuständen leiden: »Erfahrungsgemäß wird mit medikamentösen Maßnahmen jedoch nur eine vorübergehende Erleichterung erreicht. Gewöhnlich leiden die Patienten lebenslang unter einem mehr oder weniger ausgeprägten Auf und Ab. Und warum? Weil Medikamente im Grunde nichts anderes sind als Krücken. Anstatt also diese Patienten mit Medikamenten zu füttern, sollte man ihnen zunächst einmal klarmachen, dass die Überspannungen, von denen sie heimgesucht werden, aus ihnen selbst und ihrer Lebensweise erwachsen. Ferner unterweise ich sie darin, wie sie mit ihren Spannungen umgehen sollen und rate, diese scharf und mit äußerster Genauigkeit zu überwachen. Das ist das eigentliche Entspannungstraining, das keine Droge und kein anderes ›Zaubermittel‹ ersetzen kann.

Progressive (fortschreitende) Entspannung fördert Selbstverantwortung und Unabhängigkeit, die auf Bestätigung von außen und Autosuggestion verzichten kann.

Edmund Jacobson

Nehmen wir an, Sie möchten gern lernen, wie man ein Flugzeug steuert; werden Sie, um diesen Plan ausführen zu können, nach einem Arzneimittel oder Drink greifen? Ist es Ihnen etwa möglich, in wenigen Minuten Ingenieur zu werden? Nein – natürlich nicht, werden Sie antworten. Nun, sehen Sie: Ebenso wenig kann Sie ein Medikament von den Spannungszuständen, die Sie selbst erzeugt haben, ›befreien‹, allerhöchstens zeitweilig, und dann vergiften Sie damit das Hirn oder andere Zellen.«

Jacobsons leidenschaftliches Plädoyer für die Übernahme von Selbstverantwortung ist das Kernstück der Progressiven Muskelentspannung. Je mehr wir uns als aktiv handelnde Menschen wahrnehmen, desto chancenreicher ist unsere Aussicht auf ein selbstbestimmtes Leben. In jedem Moment haben wir die Möglichkeit, uns für das Festhalten oder für das Loslassen von Spannungen zu entscheiden.

Schauen Sie auf die Smilys! Wenn Sie möchten, probieren Sie einmal aus, wie unterschiedlich es sich anfühlt, je nachdem, ob Sie die Mundwinkel hängen lassen oder ob Sie lächeln.

Niemand kann Ihnen einen bestimmten Gesichtsausdruck verordnen – Sie entscheiden, wie Sie der Welt begegnen – in jeder Sekunde Ihres Lebens!

Die Wirkungsweise der Progressiven Muskelentspannung

Wer sich mit der Progressiven Muskelentspannung *ent*-spannen will, muss zunächst einmal das Gegenteil tun: Er oder sie muss sich bewusst *ver*-spannen und soll erst danach die Spannung aus der aktiv angespannten Körperregion wieder herauslassen.

Was in der Theorie auf den ersten Blick widersprüchlich klingt, hat sich in der praktischen Anwendung sehr bewährt. Die Wahrnehmung dessen, was in unserem Körper passiert, wird durch diesen Umweg nämlich verstärkt. Außerdem wissen die wenigsten Menschen, wie sie Muskelgruppen auf Befehl »einfach so« entspannen können. Oder wissen Sie, was Sie tun müssen, wenn Sie folgende Anleitung lesen?

Bitte entspannen Sie jetzt Ihre aktivere Hand, indem Sie alle Muskeln Ihrer Hand lösen! Loslassen jetzt!

Und? – Spüren Sie schon, wie sich Ihre Hand entspannt? Oder spüren Sie nichts und fragen sich vielleicht, wie Sie es überhaupt anstellen sollen, alle Muskeln Ihrer Hand zu lösen?

Wenn Sie Ihre Hand auf Kommando willentlich entspannen konnten, gehören Sie sicher zu den Menschen, die über ein ausgeprägtes Körperbewusstsein verfügen, und Sie haben hier Ihr Wissen und Ihre Fähigkeiten angewandt.

Wenn Sie jedoch keine Vorstellung davon haben, wie Sie Ihre Hand dazu bringen sollen, sich zu entspannen, zählen Sie zur überwiegenden Mehrzahl und haben eine völlig »normale« Körperwahrnehmung. Sie haben keine Veränderung in Ihrer Hand gespürt. Dies bedeutet aber nicht automatisch, dass Sie prinzipiell nicht in der Lage wären, Ihre Hand zu entspannen. Sie wissen nur nicht, wie es geht. Sie können Ihre Körperwahrnehmung über den Umweg der Anspannung verstärken, so wie Edmund Jacobson es vorgeschlagen hat.

Probieren Sie doch jetzt einmal folgende Anweisung aus:

Gehen Sie mit Ihrer Aufmerksamkeit zu Ihrer aktiveren Hand. Spüren Sie genau hin, wie es sich in Ihrer Hand anfühlt.

Spannen Sie gleich die Muskulatur an, indem Sie mit der Hand eine Faust machen.

Anspannen jetzt!

Halten Sie die Spannung sieben bis zehn Sekunden lang und nehmen Sie die Spannung bewusst wahr.

Loslassen jetzt!

Nehmen Sie wahr, was in der Muskulatur geschieht, ohne es zu bewerten. Lassen Sie sich Zeit und erspüren Sie alle Empfindungen in dieser Muskelgruppe so genau wie möglich.

Wie fühlt sich Ihre Hand jetzt an? Spüren Sie einen Unterschied? Vergleichen Sie die Hand, die Sie angespannt und gelöst haben, mit Ihrer anderen Hand. Vielleicht fühlen sich die Hände gleich an, vielleicht spüren Sie Unterschiede.

Manche Menschen berichten über ein Wärmegefühl, andere spüren ein leichtes Kribbeln bis hin zum Pulsieren. Für wieder andere fühlt sich die betreffende Hand leichter an, oder auch größer, oder einfach nur »anders«.

Was immer Sie fühlen – es deutet auf eine Veränderung in Ihrer Muskulatur hin. Verglichen mit dem Ausgangszustand Ihrer Hand haben Sie den Muskeltonus gelockert, und dies können Sie durch die vorangegangene Anspannung nun auch wahrnehmen.

Die meisten Menschen sind in der Lage, einen Unterschied zwischen dem Körpergefühl der angespannten und der wieder gelockerten Muskulatur zu spüren. Diese Fähigkeit machte sich Edmund Jacobson für das Erlernen der

Progressiven Muskelentspannung zunutze. Durch regelmäßiges Üben der Methode werden wir für den jeweiligen Zustand unserer Muskeln sensibilisiert, d. h. wir lernen die Unterschiede zwischen dem Körpergefühl der angespannten Muskulatur und dem der entspannten Muskulatur genau wahrzunehmen.

Ziel des Entspannungstrainings ist es, Anspannung lokalisieren zu lernen.
Edmund Jacobson

Im Lauf der Zeit können wir frühzeitig beginnende Verspannungen schneller wahrnehmen und wir wissen, wie wir die betreffenden Muskeln wieder lösen können. So kommt es beispielsweise erst gar nicht mehr zu Spannungsschmerzen im Nacken oder im Rücken.

Doch nicht nur die Körperfunktionen sind beeinflussbar. Jacobson entdeckte in seinen Untersuchungen Anfang des letzten Jahrhunderts auch einen Zusammenhang zwischen körperlicher und seelischer Spannung. Er wies nach, dass Menschen, die unter psychischen Unsicherheiten und Angstzuständen leiden, einen erhöhten Muskeltonus haben. Lernen diese Menschen ihre Muskeln zu entspannen, verschwinden auch die Angst- und Stresssymptome.

Verantwortlich für das Zusammenspiel von Muskelspannungen und seelischen Empfindungen sind zwei Gegenspieler des vegetativen Nervensystems, der Sympathikus und der Parasympathikus. Beide werden hormonell aktiviert – der eine, wenn das Gehirn Stresssymptome registriert, der andere, wenn das Gehirn keine neuen Stresssymptome mehr wahrnimmt.

Jacobson fand heraus, dass das natürliche Zusammenspiel gestört wird, wenn Stressreize zu lange andauern. Durch anhaltende bzw. immer wieder neu auftretende Stressreize wird eine Überreizung ausgelöst, der Körper gewöhnt sich schließlich an diese Dauerspannung. Was auf den ersten Blick positiv wirkt, hat erhebliche negative Konsequenzen. Die andauernde Überaktivität des Sympathikus wird als Normalzustand akzeptiert und der Körper nutzt Ruhephasen nicht mehr zur Entspannung, weil er sie scheinbar nicht mehr als Ausgleich zur Aktivität benötigt. Langfristige Folgen sind u. a.: Muskelverspannungen, die zu chronischen Kopf- und Rückenschmerzen führen, Schlafstörungen, erhöhte Krankheitsanfälligkeit durch ein geschwächtes Immunsystem und schließlich der völlige Zusammenbruch in Form von Kreislaufkollaps, Herzinfarkt und Depression.

In derselben Weise kann eine andauernde Überaktivität des Parasympathikus als Normalzustand akzeptiert werden, und der Körper nutzt Spannungsphasen nicht mehr zur körperlichen Aktivierung, weil er diese scheinbar nicht mehr als Gegengewicht zur Entspannung benötigt. Die Folgen sind: Durchblutungsstörungen, bronchiale Beschwerden und Störungen der Verdauungsorgane bis hin zur Bildung von Magengeschwüren.

Dem gestörten Zusammenspiel zwischen körperlicher Aktivität und Entspannung kann man mit Hilfe der Progressiven Muskelentspannung entgegenwirken.

Muskeln sind lernfähig, daher beschleunigt regelmäßige Übung den gesamten Prozess. Schon nach wenigen Übungssequenzen erinnern sich die Muskeln daran, wie sie ihre Grundspannung reduzieren können. Menschen, die die Muskelentspannung regelmäßig praktizieren, sind in der Lage, sich innerhalb von Sekunden in den Zustand der Wohlspannung zu versetzen. Die körperlichen Auswirkungen sind messbar, die seelischen Auswirkungen sind beschreibbar.

Auf der körperlichen Ebene nehmen Blutdruck und Sauerstoffverbrauch ab, ebenso die Herz- und Atemfrequenz. Die Muskelspannung verringert sich, die nach außen führenden Blutgefäße (an Armen, Händen, Beinen und Füßen) weiten sich, und es sind Veränderungen der elektrischen Hautleitfähigkeit sowie der elektrischen Hirnaktivität festzustellen.

Über die Phänomene auf der seelischen Ebene berichten Menschen, dass sie geistig besser abschalten können und sich wacher, ausgeglichener und gelassener fühlen.

> Ziel ist es also, die Menschen zu lehren, wie sie ihren Energieverbrauch verringern und unnötige Spannungen vermeiden können, ohne dabei die Ziele aufzugeben, die sie sich gesteckt haben.
>
> *Edmund Jacobson*

Wenn Sie nach den bisherigen Ausführungen jetzt denken: Die Progressive Muskelentspannung ist doch eigentlich die ideale Methode für eine gesundheitliche Prävention, dann haben Sie die Kernbotschaft erfasst – neu ist der Gedanke jedoch nicht, denn bei Jacobson ist er schon vor über 80 Jahren nachzulesen, und seit dieser Zeit wird die Methode von immer mehr Menschen auch entsprechend eingesetzt.

Anwendungsgebiete und Grenzen der Progressiven Muskelentspannung

In den letzten Jahren erschien eine Vielzahl von Veröffentlichungen, in denen die große Effektivität der Progressiven Muskelentspannung bei der Behandlung der unterschiedlichsten physischen und psychischen Erkrankungen untersucht wurde. In einschlägigen Therapieführern ist die Progressive Muskelentspannung als therapeutisches Verfahren anerkannt, und es haben sich Fachgruppen in der Psychologen- und Ärzteschaft gegründet, die den Einsatz der Progressiven Muskelentspannung für Präventions-, Therapie- und Rehabilitationszwecke befürworten. 1987 erhielt die Progressive Muskelentspannung die volle Kassenzulassung in der Bundesrepublik Deutschland durch die Kassenärztliche Bundesvereinigung (KV). Das Verfahren ist seitdem Bestandteil der psychosomatischen Grundversorgung in allen gesetzlichen und privaten Krankenkassen.

Die Progressive Muskelentspannung ist eine Methode, in der es viele Indikationen und keine absoluten Kontraindikationen gibt.

Bereits Jacobson empfiehlt die Progressive Muskelentspannung als Therapie bei hohem Blutdruck, Magen- und Darmgeschwüren, Herz- und Gefäßkrankheiten, Verdauungsstörungen und Colitis, bei nervösen und psychischen Störungen, bei Schlafstörungen, bei Erschöpfung, bei nervlicher und geistiger Überlastung, bei ständiger Unruhe, häufiger Erschöpfung und bei Angst.

Die Muskelentspannung hat eine positive Wirkung auf alle Störungen und Erkrankungen, die mit den Muskeln, dem Nervensystem oder dem Kreislauf zu tun haben. Darüber hinaus wirkt sich die Progressive Muskelentspannung ganz generell positiv auf das Allgemeinbefinden, auf die Immunabwehr und die Regenerationsfähigkeit aus. Dies ist der Hauptgrund, warum das Verfahren auch nach so vielen Jahren nicht unmodern geworden ist. Und: Die Popularität der Progressiven Muskelentspannung nimmt weiter zu, gerade weil sie so viele positive Auswirkungen hat.

Und es gibt noch einen weiteren Vorteil: Selbst wenn Sie die Progressive Muskelentspannung unvollständig oder unsystematisch ausführen, wenn Sie darüber einschlafen oder über einen längeren Zeitraum nicht üben, führt dies höchstens dazu, dass Sie keine oder nur wenig Entspannung erreichen – ein »Schaden« kann nicht entstehen.

Prinzipiell kann jeder Mensch die Progressive Muskelentspannung erlernen, der in der Lage ist, willentlich seine Muskeln anzuspannen und zu lösen.

Einschränkungen in der Anwendung gibt es, wenn Menschen nicht, noch nicht oder nicht mehr in der Lage sind, die Anleitungen zu verstehen und umzusetzen. Dies gilt insbesondere für kleine Kinder und für Menschen mit einer psychischen oder altersbedingten Reduzierung ihrer geistigen Fähigkeiten.

Ungeeignet ist das Erlernen und Anwenden der Progressiven Muskelentspannung außerdem für Menschen, die sich wegen schwerer psychischer Beeinträchtigungen in psychiatrischer Behandlung befinden, weil sie unter schweren Angstzuständen, Zwangssyndromen, einer Psychose oder endogenen Depressionen leiden. Im Regelfall ist es diesen Menschen aber ohnehin nicht möglich, sich auf die Lerninhalte der Progressiven Muskelentspannung zu konzentrieren.

Wenn Sie unter Schmerzen leiden oder in irgendeiner Weise in Ihrer Bewegungsfähigkeit eingeschränkt sind, probieren Sie aus, ob Sie sich auf die Anwendung der Progressiven Muskelentspannung konzentrieren können. Es ist einen Versuch wert, denn viele Menschen berichten von einer deutlichen und vor allem schnelleren Besserung ihrer Beschwerden, sobald sie sich auf die Übungen einlassen und die Muskelentspannung regelmäßig ausführen.

Noch ein Hinweis zum Schluss: Es gibt Menschen, die generell mehr tun als nötig wäre. Auch bei der Progressiven Muskelentspannung strengen sie sich bis zur Schmerzgrenze und darüber hinaus an. Unter dem Motto: »Je mehr, desto besser!« übergehen sie ihre körperlichen Signale und spüren nicht, wie sie sich damit überfordern. Dabei ist gerade die Progressive Muskelentspannung eine Methode zur Steigerung ihres Wohlbefindens. Jedes Anzeichen von Anstrengung oder Schmerz ist ein deutlicher Hinweis von »zu viel«.

> Entspannung verlangt keinerlei »Arbeit«.
>
> *Edmund Jacobson*

Wenn auch Sie dazu neigen, sich zu überfordern, dann achten Sie besonders darauf, wie Sie Ihre Muskeln anspannen. Generell gilt der Satz: *»Spannen Sie Ihre Muskeln an, so dass Sie die Spannung deutlich spüren, aber nur so stark, dass es nicht schmerzt. Es soll Ihnen gut tun!«*

Allgemeine Hinweise zum Erlernen der Progressiven Muskelentspannung

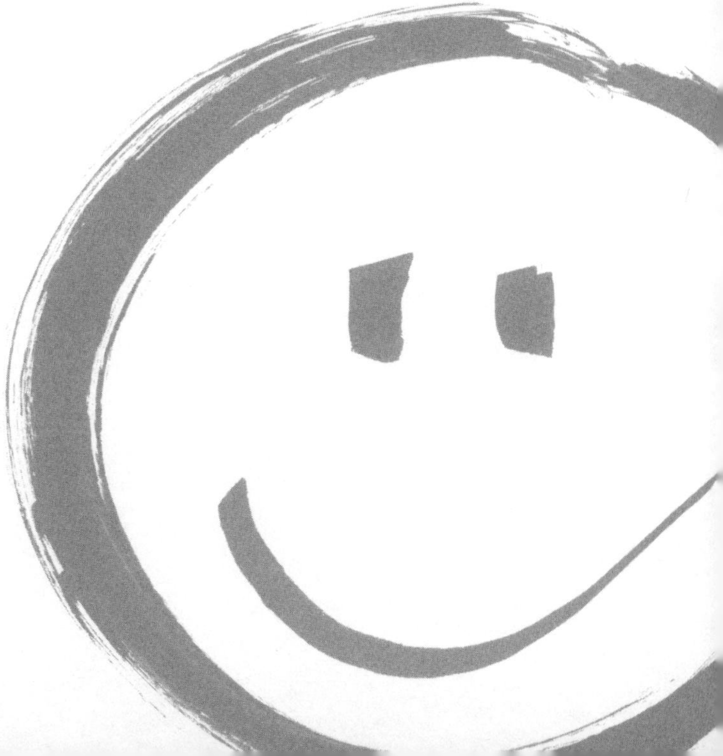

Was Sie bei Ihrer Kleidung beachten sollten

Grundsätzlich können Sie die Progressive Muskelentspannung ausführen, unabhängig davon, welche Kleidung Sie tragen. Sie kommen während der Übungen weder ins Schwitzen, noch müssen Sie Bewegungen ausführen, die elastische Stoffe notwendig machen. In einem Business-Outfit können Sie daher genauso gut üben wie in Alltagskleidung, einer Abendrobe oder spezieller Freizeitkleidung.

Allerdings sollten Sie sich durch Ihre Garderobe auch nicht sonderlich gestört fühlen. Alles, was drückt und zwickt, lenkt Ihre Aufmerksamkeit ab.

Damit Sie sich voll und ganz auf die Übungen konzentrieren können ist es daher angebracht, einengende Kleidung zu lockern (z. B. Gürtel, Krawatte, oberster Hosenknopf). Legen Sie außerdem alles ab, was Sie beim Üben stören könnte (Brille, Uhr, Schmuck, eventuell auch die Schuhe oder ein Schlüsselbund in der Hosentasche).

Klassische Entspannungshaltungen

Die Progressive Muskelentspannung kann im Liegen und im Sitzen erlernt werden. Sobald Sie mit den Übungen vertraut sind, können Sie die Entspannung im Stehen vertiefen.

Ganz gleich, welche Körperhaltung Sie einnehmen, wichtig ist, dass die Haltung für Sie so bequem wie möglich ist.

Wenn Sie im Liegen üben wollen

Die meisten Menschen bevorzugen das Einüben der Progressiven Muskelentspannung im Liegen. Sie brauchen dafür eine Decke, eine (Iso-)Matte, einen dicken Teppich oder auch Ihr Bett, sofern es eine feste Matratze hat. Legen Sie sich auf den Rücken, die Arme ruhen seitlich neben dem Körper, die Handflächen sind geöffnet und liegen locker auf der Unterlage. Die Beine liegen etwas auseinander, und die Fußspitzen fallen locker nach außen. Wenn möglich, schließen Sie die Augen, denn so können Sie sich besser auf Ihren Körper konzentrieren.

Probieren Sie diese Haltung im Liegen einmal aus. Legen Sie sich so bequem wie möglich auf die von Ihnen gewählte

Unterlage und rücken Sie sich solange zurecht, bis Sie eine gute Position gefunden haben. Vielleicht ist es Ihnen angenehmer, wenn Sie sich ein kleines Kissen unter den Kopf legen. Zur Entlastung der Wirbelsäule eignet sich ein zusammengerolltes (Bade-) Handtuch, das Sie unter Ihre Kniekehlen legen.

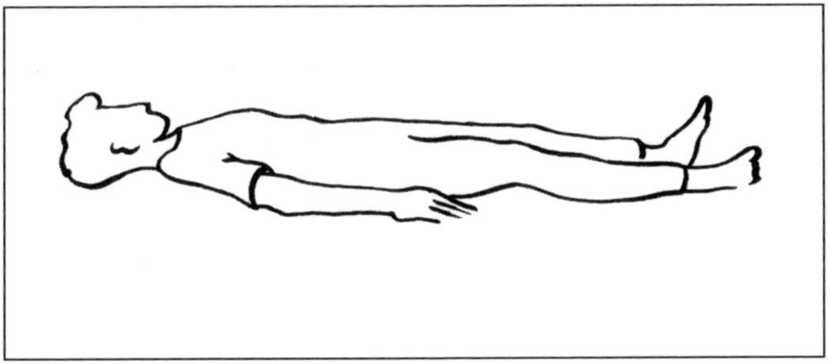

Wenn Sie leicht frieren, ziehen Sie sich dicke Socken an – selbstverständlich können Sie sich auch mit einer Decke zudecken.

Wenn Ihnen im Lauf der Übung diese ausgestreckte Haltung unangenehm wird, können Sie natürlich jederzeit Ihre Knie anwinkeln und Ihre Füße vor dem Gesäß aufstellen.

Sollte Ihnen auch diese Haltung unbequem werden, so setzen Sie sich auf einen Stuhl und üben im Sitzen weiter.

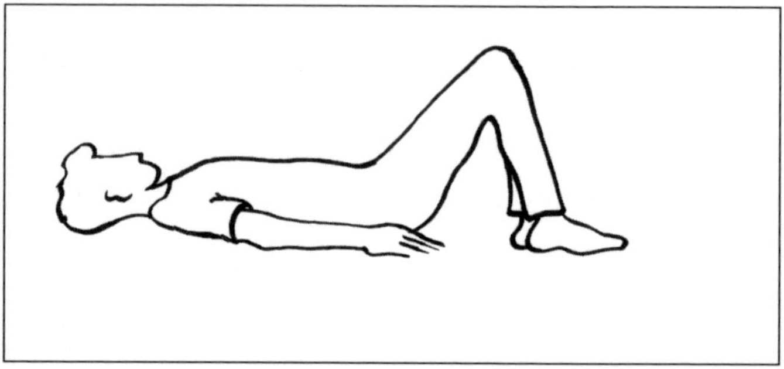

Es ist auf jeden Fall ratsam, einen Stuhl bereitzustellen, denn so können Sie ganz unproblematisch Ihre im Liegen begonnene Übung im Sitzen fortführen.

Wenn Sie im Sitzen üben wollen

Das Üben im Sitzen kann auf einem Stuhl mit oder ohne Rückenlehne ausgeführt werden. Setzen Sie sich mit aufgerichtetem Rücken so bequem wie möglich hin und überprüfen Sie die Sitzhöhe Ihres Stuhles. Manchmal ist es notwendig, die Sitzhöhe der eigenen Körpergröße anzupassen. Die Sitzhöhe ist dann optimal, wenn Ihre Knie einen rechten Winkel bilden und Ihre Füße fest auf dem Boden stehen.

Mit einer zusammengefalteten Decke können Sie leicht fehlende Zentimeter ausgleichen. Haben Sie z. B. lange Beine, dann legen Sie die Decke auf den Stuhl und setzen sich drauf. Haben Sie dagegen kurze Beine, dann legen Sie die Decke auf den Boden unter Ihre Füße.

Die Unterarme ruhen locker auf den Oberschenkeln, ohne dass sich die Hände dabei berühren, die Beine stehen

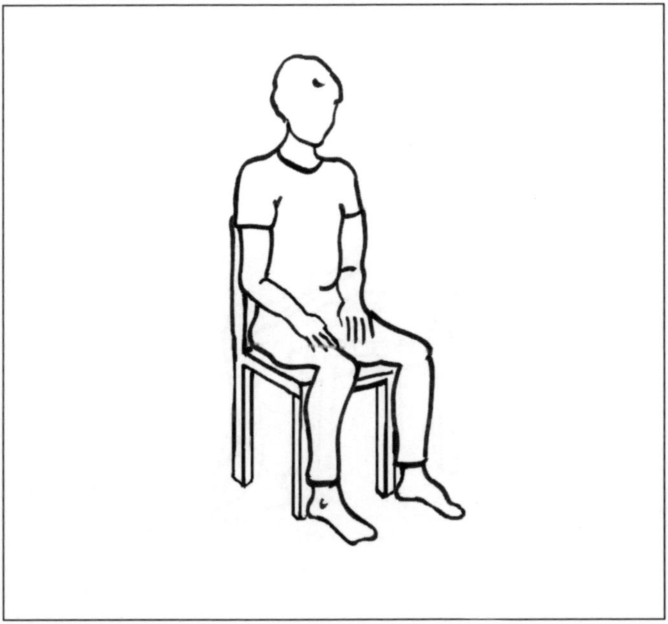

etwas auseinander und haben festen Kontakt zum Boden. Der Kopf ist gerade, die Schultern sind locker. Bei einer entsprechend hohen Rückenlehne oder einer Wand im Rücken können Sie Ihren Kopf auch daran anlehnen.

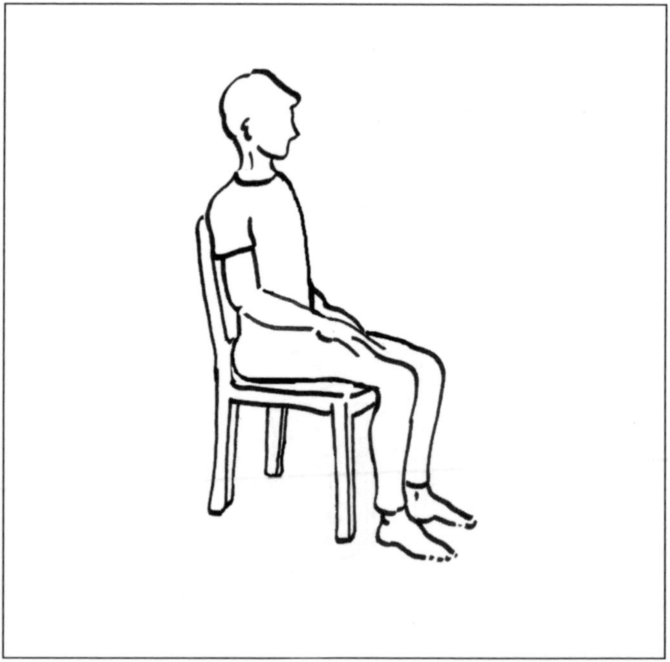

Wenn Sie die Progressive Muskelentspannung im Stehen vertiefen wollen

Sobald Sie in der Ausführung der einzelnen Übungen sicher sind, können Sie die Progressive Muskelentspannung im Stehen ausprobieren. Wichtig ist hierbei, dass Sie

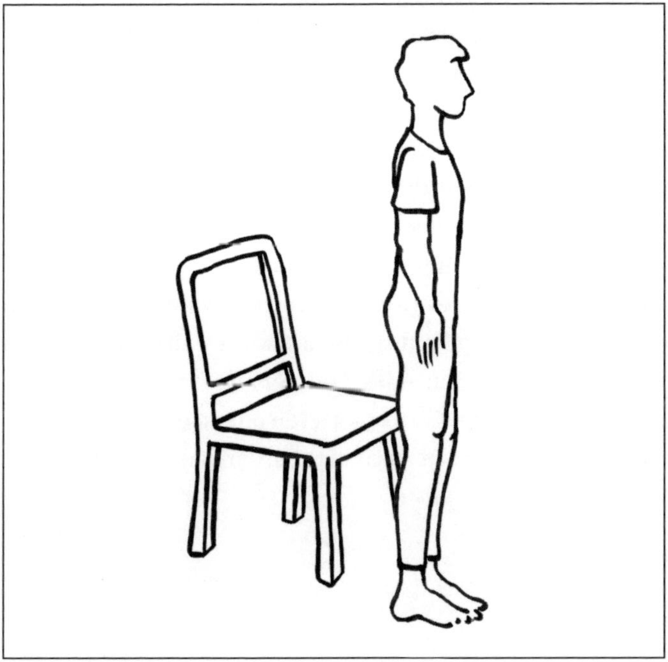

die Augen geöffnet lassen, um das Gleichgewicht nicht zu verlieren. Senken Sie Ihren Blick ab, ohne dabei den Kopf zu neigen und schauen Sie vor sich auf den Boden. Auch im Stehen sind die Beine wieder etwas auseinander, die Knie sind leicht gebeugt, die Arme hängen locker herunter und der Kopf ist aufgerichtet.

Stellen Sie unbedingt einen Stuhl hinter sich, so können Sie sich jederzeit setzen, wenn Ihnen die stehende Haltung auf Dauer doch unbequem wird.

Sollten Sie im Verlauf der Übungen im Liegen, Sitzen oder Stehen das Bedürfnis haben, Ihre Haltung zu verändern, so geben Sie diesem Körperimpuls nach. Oftmals genügt bereits ein leichtes Zurechtrücken, manchmal ist eine größere Haltungsveränderung notwendig. Nehmen Sie die Signale Ihres Körpers achtsam wahr und in jedem Fall ernst! Dies gilt übrigens auch für Körperreaktionen wie Husten, Niesen oder Gähnen. Jeder Versuch, Botschaften des Körpers zu ignorieren oder sie sogar zu unterdrücken, führt nur zu zusätzlichen Verspannungen.

Räumliche Vorbereitungen

Die räumliche Umgebung spielt für das Einüben in die Progressive Muskelentspannung eine untergeordnete Rolle, denn während der Übungen werden Sie sich auf die Vorgänge in Ihrem Körper konzentrieren.

Dennoch erleichtert eine Umgebung, in der Sie sich geborgen fühlen, das Einlassen auf die Entspannung. Wählen Sie daher insbesondere in der Anfangsphase Ihrer Übungen einen Ort, den Sie auch sonst zum Ausruhen, Träumen oder zum Zurückziehen nutzen.

Wenn Sie nicht auf einen solchen Ort zurückgreifen können, dann nutzen Sie jetzt die Gelegenheit und schaffen sich einen »Entspannungsraum«. Mit »Raum« ist nicht unbedingt ein ganzes Zimmer gemeint. Es kann auch eine Ecke sein, in der Sie sich wohlfühlen. Sie brauchen lediglich ausreichend Platz, um sowohl im Sitzen als auch im Liegen üben zu können.

Achten Sie darauf, dass Ihre »Rückzugsecke« möglichst ohne viel Aufwand einsatzfähig ist. Wenn Sie immer erst Sachen weg- oder umräumen müssen, werden Sie den Ort seltener nutzen.

Den Raum selbst können Sie mit wenigen Mitteln herrichten. Verbannen Sie als erstes Ihr Handy aus Ihrem

Rückzugsraum und stellen Sie fest installierte Geräte auf »lautlos« oder schalten Sie sie ab (Telefon, Anrufbeantworter, Fax, usw.). Ansonsten brauchen Sie lediglich eine geeignete Liegeunterlage, einen Stuhl und ein Abspielgerät für die beiliegende CD.

Ihr Rückzugsort sollte angenehm temperiert sein und sich natürlich verschließen lassen, damit Sie beim Üben nicht gestört werden. Informieren Sie Ihre Familienmitglieder und Mitbewohner über Ihre Rückzugszeiten, bringen Sie zur Sicherheit noch ein entsprechendes Schild an Ihrer Tür an und schließen sie diese ruhig auch ab – vorsorglich!

Je mehr Sicherheit Sie im Umgang mit der Progressiven Muskelentspannung erwerben, desto leichter wird es Ihnen fallen, störende Außenreize gezielt aus Ihrer Wahrnehmung auszublenden. Sie können sich mehr und mehr auch dann auf Ihre Übungen konzentrieren, wenn die äußeren Bedingungen nicht optimal sind. Geräusche, unerwartete Störungen, aber auch Kälte oder eine unbequeme Sitzunterlage werden Sie immer seltener von Ihrer Konzentration auf das eigene Erleben ablenken.

Übungshilfen

Solange noch Unsicherheiten über den genauen Übungsablauf bestehen, ist das Anhören der beiliegenden Entspannungs-CD eine große Erleichterung. Sie können sich ganz auf die Vorgänge in Ihrem Körper konzentrieren, ohne sich gleichzeitig den genauen Ablauf merken zu müssen. Die Sequenzen auf der CD enthalten eine Hinführung im Liegen (Track 1), die Anleitung des 17er-Schrittes im Liegen (Track 2), eine Hinführung im Sitzen (Track 3), die Anleitung des 7er-Schrittes im Sitzen (Track 4), eine Hinführung im Stehen (Track 5) und die Anleitung des 4er-Schrittes im Stehen (Track 6). Betrachten Sie die jeweiligen Texte als Angebot, nicht als Befehl. Was für viele Menschen genau richtig ist, muss für Sie nicht unbedingt gut sein. Achten Sie darauf, was *Sie* brauchen, finden Sie Ihren Rhythmus und verzichten Sie auf das Abspielen des Übungstextes, wenn er Ihnen nicht behagt.

Am Ende der Hör-CD finden Sie die Musik »pur«, also ohne Text (Track 7). Es handelt sich um die Musik, die auch der ersten Anleitung im Liegen unterlegt ist. Immer, wenn das Glöckchen ertönt, beginnen Sie mit der Entspannung einer Muskelgruppe (Hinspüren, Anspannen, Spannung halten, Loslassen, Nachspüren). Nach ca. 60 Sekunden ertönt das Glöckchen erneut. Für Sie ist es das musikalische Signal, sich der nächsten Muskelgruppe zuzuwenden.

Probieren Sie ruhig ab und zu aus, sich nach dieser Musik zu entspannen, auch wenn Sie sich gerne mit Text und Musik durch die Entspannung führen lassen, denn so können Sie sich vom Text lösen und Ihre eigene Form finden.

Natürlich können Sie auch jede andere Musik als Begleitung für Ihre Entspannungssequenzen auswählen. Alles, was Ihnen gefällt und was Ihnen hilft, zur Ruhe zu kommen, ist geeignet. Langfristiges Ziel ist, sowohl von Texten als auch von Musik unabhängig zu werden, denn nur so haben Sie es in der Hand, die Muskelentspannung jederzeit und an jedem Ort selbstbestimmt einzusetzen.

> Es kann nicht oft genug betont werden, wie wichtig das tägliche Training ist, wenn ein ernsthaftes Interesse besteht, die Entspannung im Liegen oder im Rahmen von Alltagsaktivitäten zu erlernen. Wenn das Üben vernachlässigt wird, kann viel von dem bisher Erreichten verlorengehen.
>
> *Edmund Jacobson*

Übungszeiten

Kontinuierliches Üben ist die beste Voraussetzung für die gesundheitlich positive Wirkung der Progressiven Muskelentspannung. Am besten ist, wenn Sie dem Entspannungstraining einen festen Platz in Ihrem Tagesablauf reservieren. Gönnen Sie sich einmal am Tag diese Zeit mit sich selbst – eine Zeit, in der Sie sich nicht stören lassen und in der Sie sich ganz dem Geschehen in Ihrem Körper zuwenden. Anfangs benötigen Sie die Zeit, um die Progressive Muskelentspannung zu erlernen. Nach etwa vier bis sechs Wochen täglichen Übens hat sich Ihr Körper an die neue »Energiesparmaßnahme« gewöhnt und wird Ihnen auf seine Weise signalisieren, dass ihm dieser Zustand gefällt.

Sie werden erste Auswirkungen wahrnehmen – vielleicht können Sie nachts besser schlafen, vielleicht fühlen Sie sich insgesamt ausgeglichener, vielleicht können Sie schneller abschalten usw. Dies ist der Moment, in dem Sie die ersten Früchte Ihres »Übens« ernten. Geben Sie jetzt nicht auf, denn es wird immer besser. Sie werden bemerken, dass Sie sich auf die »Zeit mit sich selbst« freuen und dass Sie auf diese Zeit nicht mehr so ohne weiteres verzichten wollen.

Und ganz nebenbei wird sich Ihr »energiesparender« Lebensstil immer weiter ausbreiten, bis er schließlich zu einer Grundhaltung im Sinne Jacobsons wird.

Und dann sind Sie auch Ihr eigener »Herr« – denn Sie verfügen über ein Instrumentarium, das Sie unabhängig von Umständen und anderen Menschen einsetzen können.

Der Patient lernt, sein eigener Herr zu werden.
Edmund Jacobson

Das Grundverfahren der Progressiven Muskelentspannung

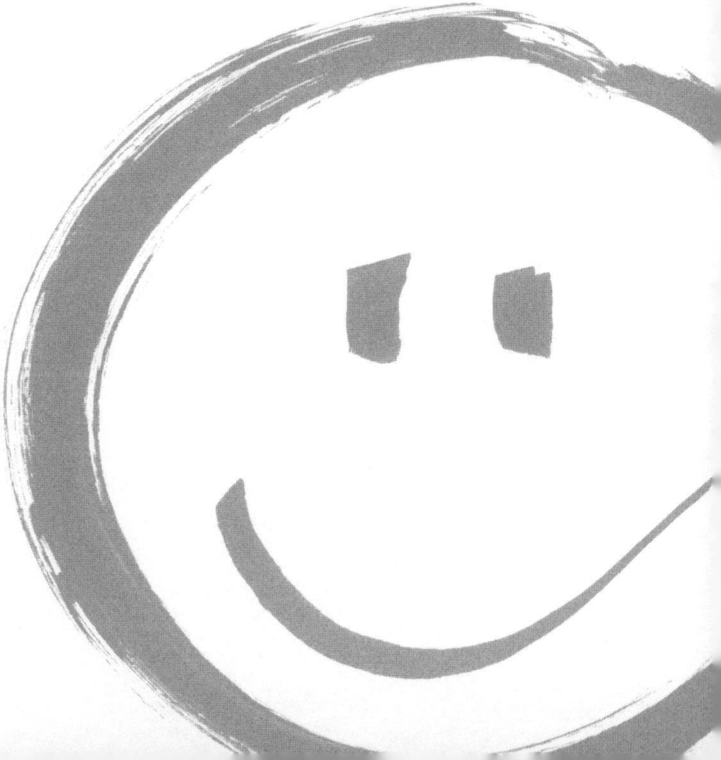

Der Ausdruck »Progressive Muskelentspannung nach Jacobson« ist heute weit verbreitet. Wer sich nicht näher mit Jacobson beschäftigt hat, könnte meinen, eine Methode mit diesem Namen würde noch genauso angeleitet, wie dies ihr Begründer Edmund Jacobson tat. Tatsächlich arbeitet niemand mehr wie Jacobson, denn die Methode erwies sich in der Anwendung als zu umfangreich und damit als zu zeitaufwendig.

Jacobson arbeitete ausschließlich im Einzelkontakt und passte den Übungsablauf dem jeweiligen Patienten, seinen Symptomen und auch seinem individuellen Lerntempo an. Insgesamt ließ er die systematische Lockerung von über 30 Muskelgruppen erlernen. Dafür setzte er 56 Trainingssitzungen sowie eine tägliche häusliche Übungszeit von ein bis zwei Stunden an, und nicht selten dauerte es mehrere Monate, manchmal sogar Jahre, bis ein Klient die Progressive Muskelentspannung nach Jacobsons Vorgehen vollkommen beherrschte. Noch zu Jacobsons Lebzeiten wurde das Verfahren der Progressiven Muskelentspannung erheblich verkürzt und vereinfacht.

Heute ist eine Vielzahl von Anleitungsformen verbreitet,

die sowohl in der Anzahl der ausgewählten Muskelgruppen als auch in der Anleitungsform erheblich variieren.

Die Langform in 17 Schritten

Die nachfolgende Anleitung orientiert sich an der am weitesten verbreiteten Variante der amerikanischen Psychologieprofessoren Bernstein und Borkovec. Sie umfasst in der Langform insgesamt 17 verschiedene Muskelgruppen.

Probieren Sie die nachfolgenden Anweisungen am besten während des Lesens schon einmal aus. Es kommt im Moment lediglich darauf an zu verstehen, wie Sie ganz gezielt bestimmte Muskelpartien in Ihrem Körper anspannen können. Spannen Sie die Muskulatur so fest an, dass Sie die Spannung deutlich spüren, aber nur so fest, dass es Ihnen nicht wehtut. Halten Sie die Spannung jeweils sieben bis zehn Sekunden lang und atmen Sie normal weiter. Lassen Sie die Muskelgruppe dann wieder locker.

1. Aktivere Hand und Unterarm

Sie beginnen mit der Hand, mit der Sie üblicherweise auch im »richtigen Leben« verstärkt zufassen. Wir nennen sie daher die »aktivere Hand«.

Beim Anspannen der Hand ist auch der Unterarm beteiligt – die Muskelpartien, die Sie also als erste anspannen werden, sind die Ihrer aktiveren Hand und Ihres Unterarms.

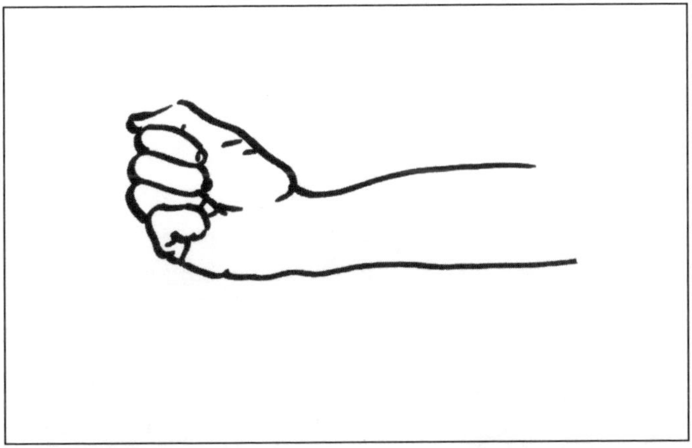

Spannen Sie die Muskulatur an, indem Sie mit Ihrer aktiveren Hand eine Faust machen.

2. Aktiverer Oberarm

Die zweite Muskelgruppe, die Sie anspannen, ist Ihr aktiverer Oberarm.

Spannen Sie die Muskulatur an, indem Sie den Oberarm an Ihren Oberkörper heranziehen.

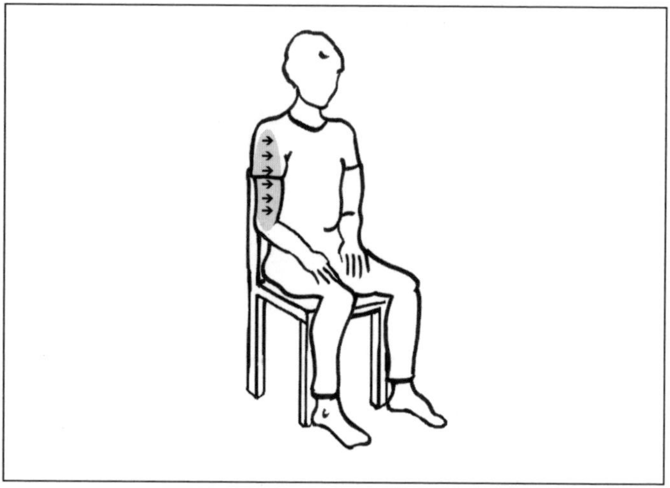

Wenn Sie im Liegen üben, können Sie den Oberarm auch gegen die Unterlage drücken.

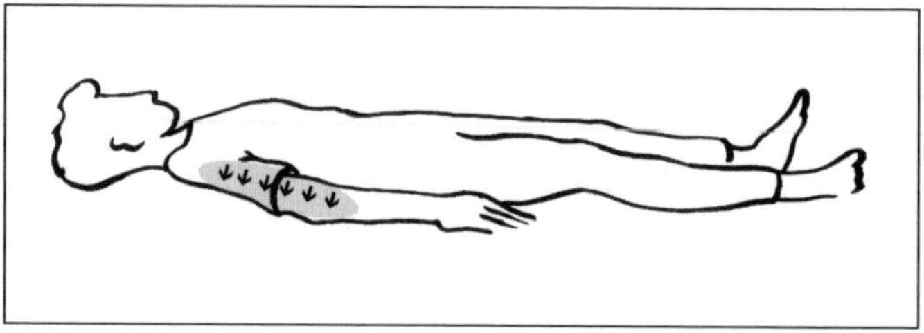

3. Andere Hand und Unterarm

Sie wechseln jetzt zu Ihrem anderen Arm und beginnen wieder mit Ihrer Hand und Ihrem Unterarm.

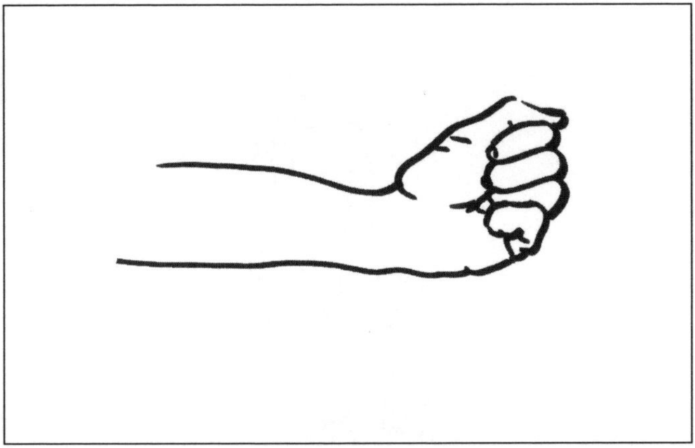

Spannen Sie die Muskulatur an, indem Sie mit Ihrer Hand eine Faust machen.

4. Anderer Oberarm

Es folgt die Oberarmmuskulatur derselben Seite, bei der Sie zuvor Hand und Unterarm angespannt haben.

Spannen Sie die Muskulatur an, indem Sie den Oberarm an Ihren Oberkörper heranziehen.

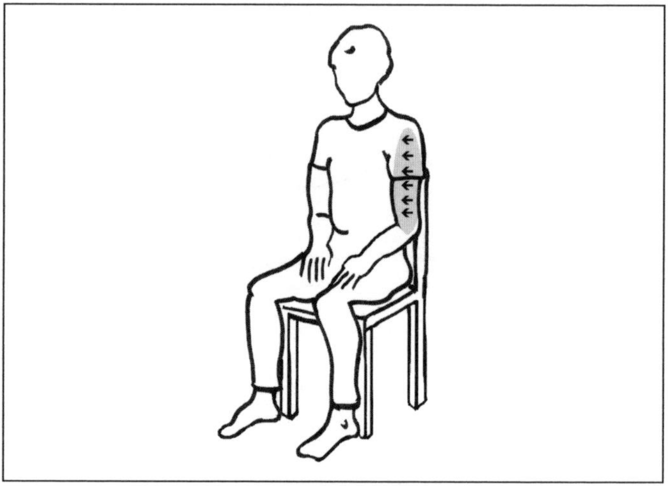

Wenn Sie im Liegen üben, können Sie den Oberarm auch gegen die Unterlage drücken.

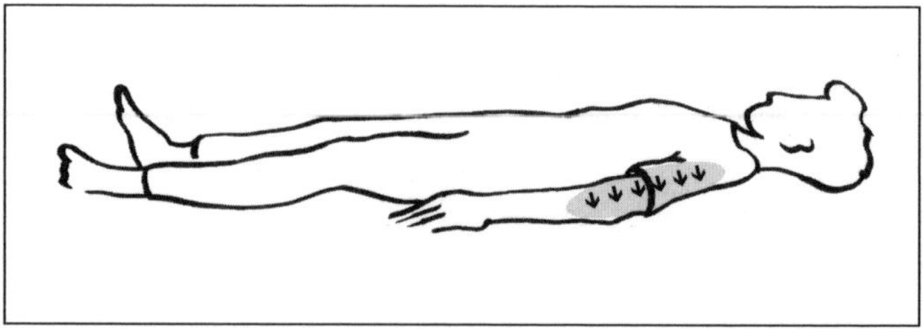

Nachdem Sie nun wissen, wie Sie Ihre Armmuskeln anspannen können, geht es mit Ihrem Gesicht weiter.

Ihre Gesichtsmuskeln werden in drei Schritten angespannt – zuerst die Stirn, dann der mittlere Gesichtsbereich und abschließend der untere Gesichtsbereich.

Auch die folgenden Übungen können Sie sofort ausprobieren.

5. Stirn

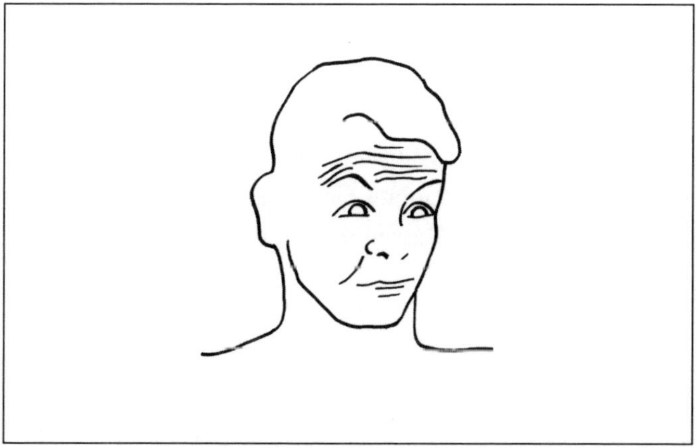

Spannen Sie Ihre Muskulatur an, indem Sie Ihre Augenbrauen nach oben ziehen.

6. Obere Wangenpartie und Nase

Spannen Sie die Muskulatur an, indem Sie Ihre Augen zusammenkneifen und die Nase rümpfen.

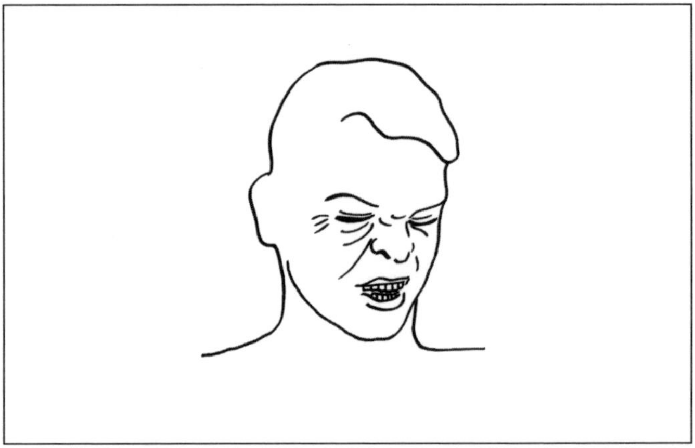

Wenn Sie die Nase rümpfen, wird sich automatisch Ihr Mund leicht öffnen. Geben Sie diesem Impuls nach, denn dann können Sie die Bewegung intensiver ausführen.

7. Untere Wangenpartie und Kiefer

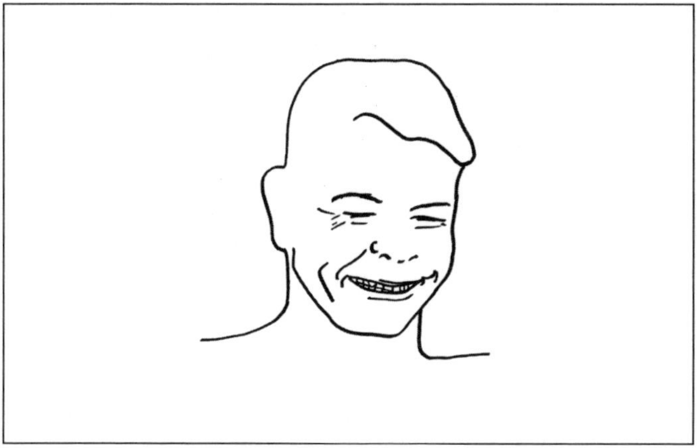

Spannen Sie die Muskulatur an, indem Sie Ihre Zähne zusammenführen und die Mundwinkel nach außen ziehen. Sie können die Übung noch verstärken, wenn Sie Ihre Zunge gegen den Gaumen drücken.

Achten Sie darauf, dass Sie die Zähne nur zusammenführen und nicht mit Druck zusammenpressen, vielleicht hilft Ihnen die Vorstellung von einem Blatt Papier, das noch zwischen Ihre Zähne passt.

8. Nacken und Hals

Das Anspannen Ihrer Hals- und Nackenregion geschieht durch eine Bewegung, bei der Sie das Kinn Richtung Kehlkopf ziehen. Am einfachsten ist es, wenn Sie diese Übung vor dem Spiegel ausführen. Die Bewegung ist richtig, sobald sich durch das Anspannen der Muskeln ein Doppelkinn bildet.

Spannen Sie die Muskulatur an, indem Sie Ihr Kinn Richtung Kehlkopf ziehen.

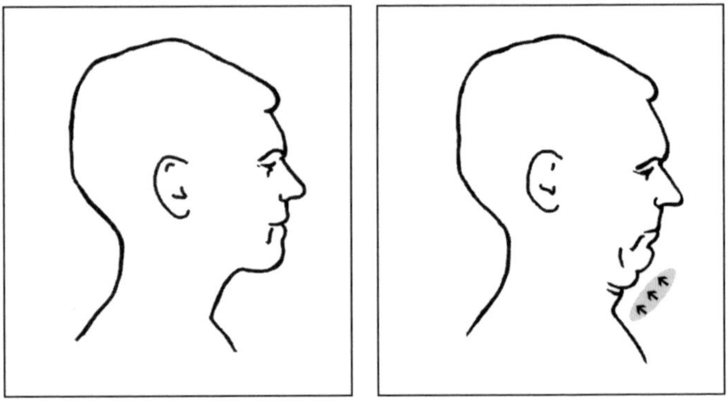

Die Halswirbelsäule bleibt bei der Bewegung gerade, die Nackenmuskeln werden ganz lang, und die Muskeln auf der Halsvorderseite verkürzen sich.

Wenn Sie diese Übung im Liegen ausführen, hebt sich der Kopf nur wenige Millimeter von der Unterlage ab.

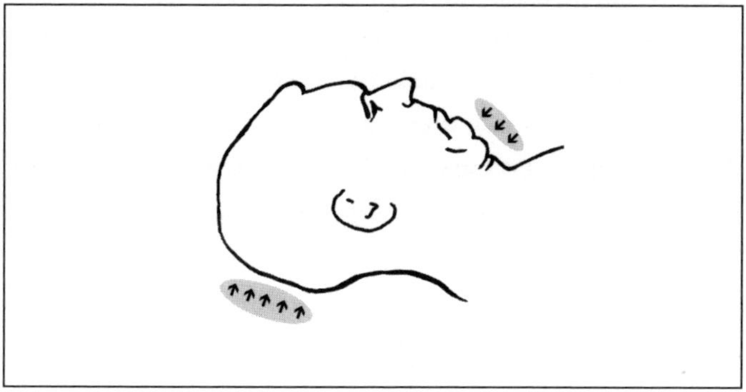

Ihr Rumpf wird in drei Schritten von oben nach unten angespannt. Sie beginnen mit der Schulterpartie einschließlich Ihrem oberen Brust- und Rückenbereich, es folgt die Bauch- und die Rückenregion und im Anschluss daran der Gesäß- und Beckenbodenbereich.

Viele Menschen halten beim Anspannen dieser drei Rumpfregionen automatisch ihren Atem an, um die Spannung deutlicher zu spüren. Testen Sie, was für Sie besser ist, und üben Sie dann entsprechend mit fließendem Atem oder atmen Sie tief ein, halten den Atem an und spannen dann erst die Muskulatur an.

9. Brust, Schultern und obere Rückenpartie

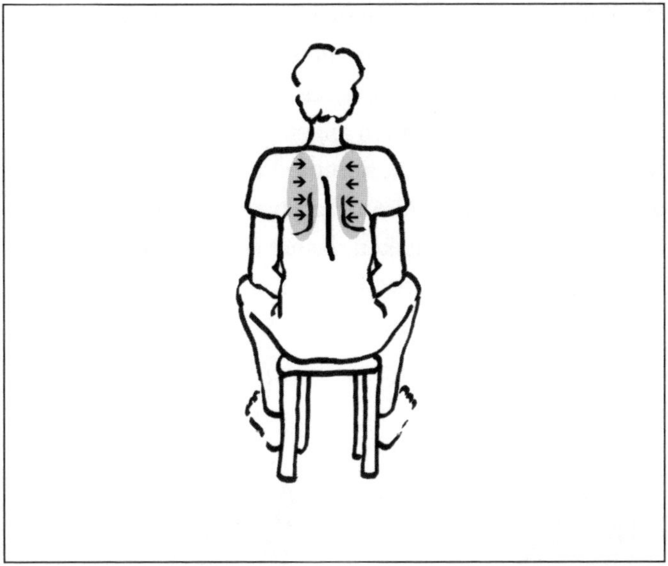

Spannen Sie Muskulatur an, indem Sie die Schulterblätter nach hinten zusammenführen.

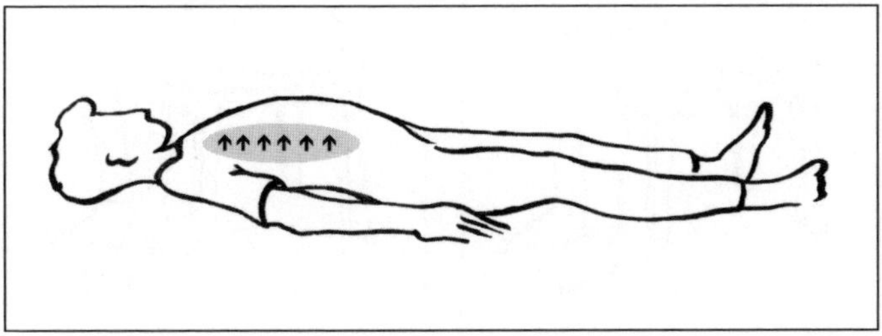

Auch im Liegen führen Sie die Schulterblätter nach hinten zusammen.

10. Bauch und unterer Rücken

Die Bauchmuskeln einschließlich der unteren Rückenpartie werden ganz fest, indem Sie den Bauch entweder kräftig einziehen oder weit nach außen drücken. Probieren Sie im Sitzen aus, wie es Ihnen angenehmer ist. Wenn Sie den Bauch einziehen wollen, hilft die Vorstellung, den Bauchnabel Richtung Wirbelsäule zu bewegen. Wenn Sie ihn lieber nach außen drücken, lassen Sie ihn groß und rund werden wie bei einer Buddhafigur.

Spannen Sie Muskulatur an, indem Sie den Bauch ganz fest machen – Sie können Ihn entweder kräftig nach innen ziehen oder weit nach außen drücken.

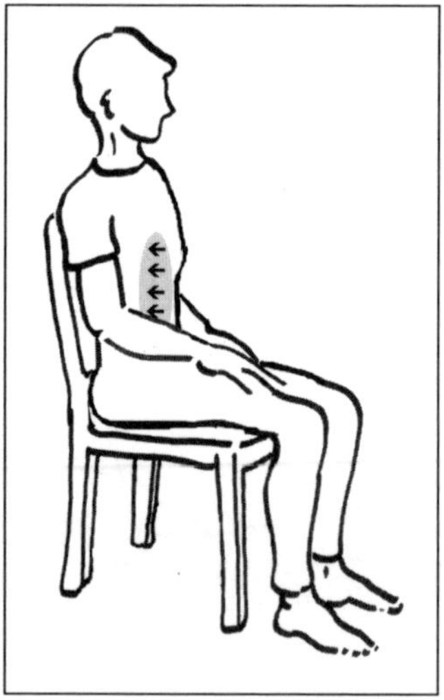

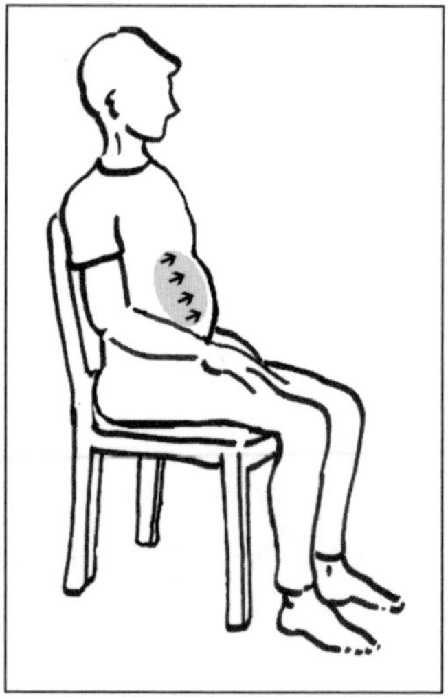

Auch im Liegen haben Sie die Wahl, den Bauch entweder einzuziehen oder nach außen zu drücken.

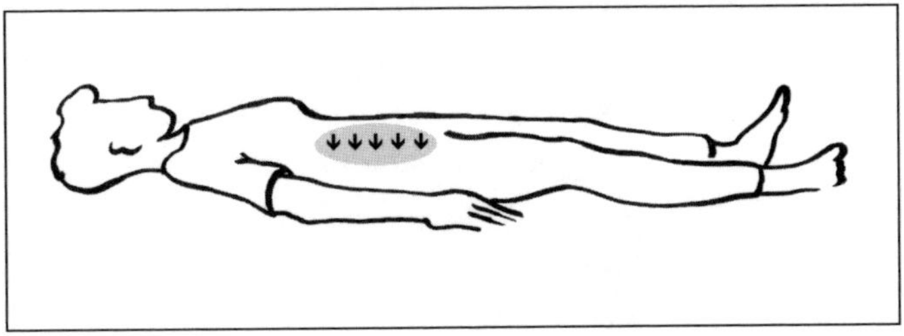

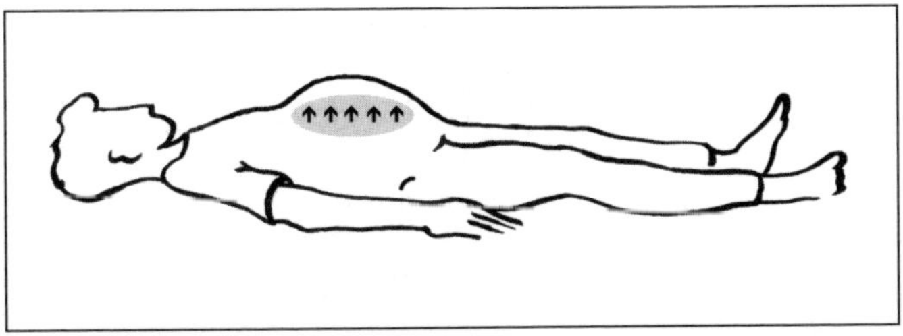

11. Gesäß- und Beckenbodenmuskulatur

Spannen Sie Muskulatur an, indem Sie die Gesäßmuskeln fest zusammenkneifen und den Beckenboden nach oben ziehen.

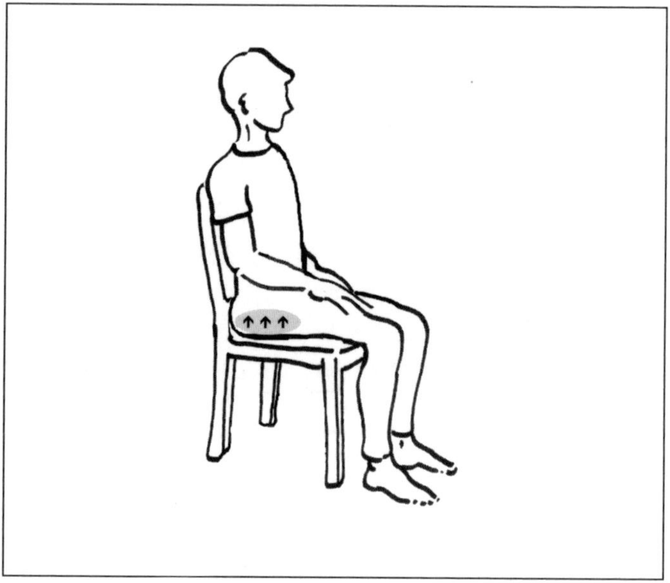

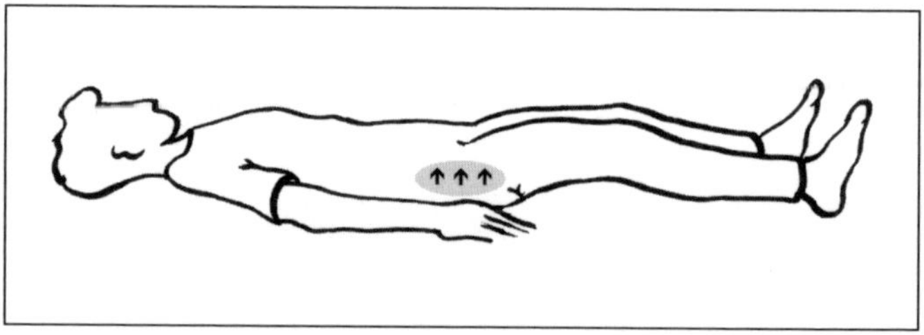

Die Bewegung, die beim Anspannen des Beckenbodens ausgeführt wird, ist so minimal, dass viele Menschen unsicher sind, ob sie überhaupt die »richtige« Bewegung machen. Bei der Progressiven Muskelentspannung kommt es nicht darauf an, Muskeln zu trainieren, daher ist es auch nicht notwendig, Übungen aus dem Beckenbodentraining zu beherrschen. Es geht darum, Ihre Körperwahrnehmung zu schulen, und deswegen ist es ausreichend, wenn Sie sich beim Anspannen des Beckenbodens vorstellen, die inneren Organe in Ihrer Bauchhöhle »nach oben« Richtung Kopf zu ziehen. Sollte Ihnen diese Vorstellung schwerfallen, reicht es sowohl im Liegen als auch im Sitzen aus, lediglich Ihre Gesäßbacken zusammenzukneifen.

Bei den Beinen beginnen Sie wieder mit der für Sie »aktiveren« oder auch »kräftigeren« Seite. Die Beine werden von oben nach unten in drei Schritten angespannt, zuerst der Oberschenkel, dann der Unterschenkel und zum Schluss der Fuß.

12. Aktiverer Oberschenkel

Spannen Sie Muskulatur an, indem Sie den Oberschenkel gegen die Sitzunterlage drücken.

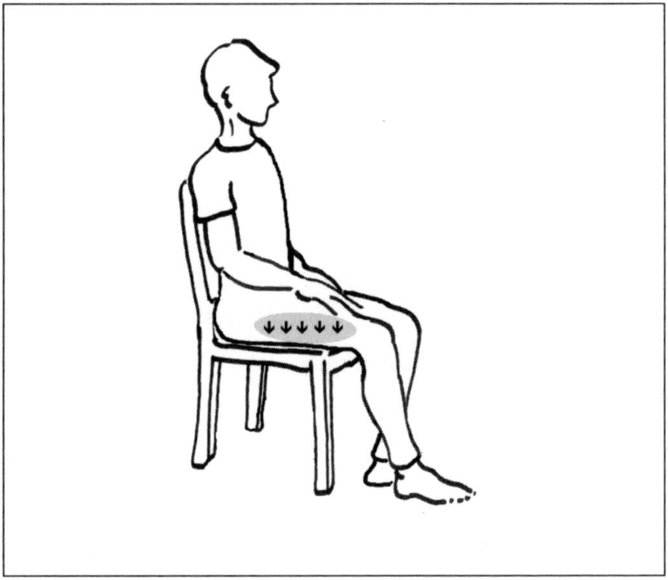

Wenn Sie im Liegen üben, drücken Sie die Kniekehle gegen die Unterlage.

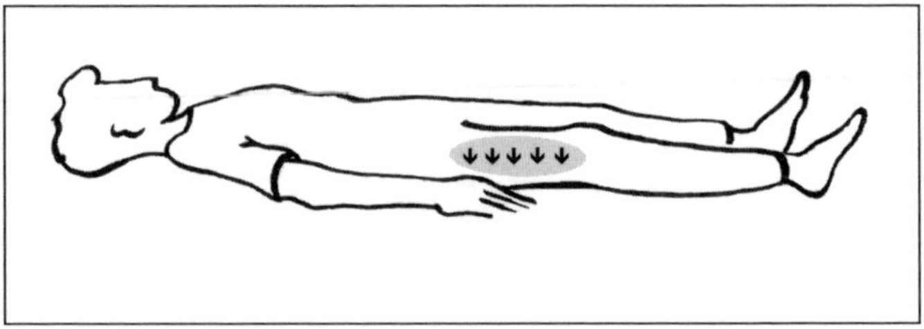

13. Aktiverer Unterschenkel

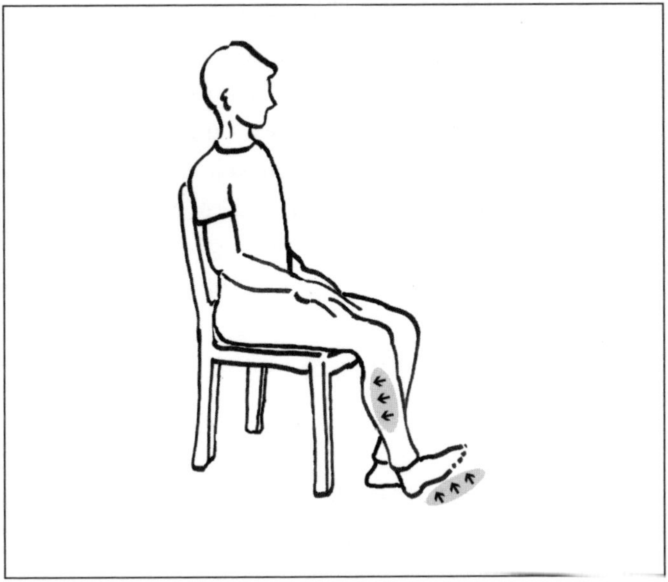

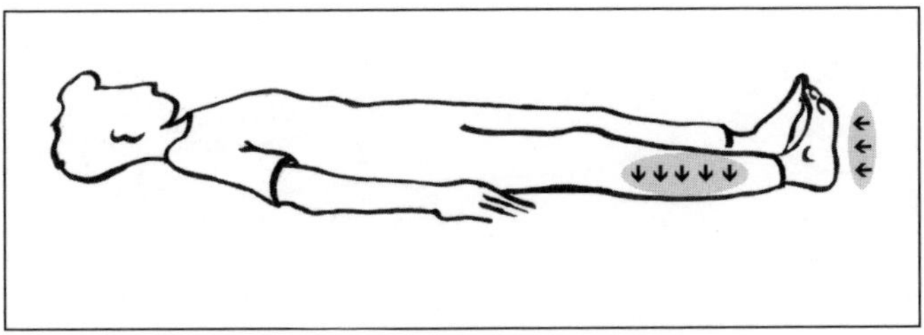

Spannen Sie Muskulatur an, indem Sie die Fußspitze nach oben ziehen, die Ferse bleibt dabei am Boden.

14. Aktiverer Fuß

Seien Sie besonders vorsichtig, wenn Sie Ihre Füße strecken oder Ihre Zehen einkrallen, denn die Fußmuskeln neigen leicht zu Verkrampfungen. Spannen Sie daher Ihre Fußmuskulatur mit viel »Gefühl« an und lassen Sie die Spannung sofort wieder aus den Muskeln heraus, wenn Sie erste Anzeichen einer Verkrampfung spüren. Sollten Sie dennoch einen Fuß- oder Wadenkrampf bekommen, belasten Sie das betreffende Bein vorsichtig oder drücken Sie den Fuß gegen eine Wand.

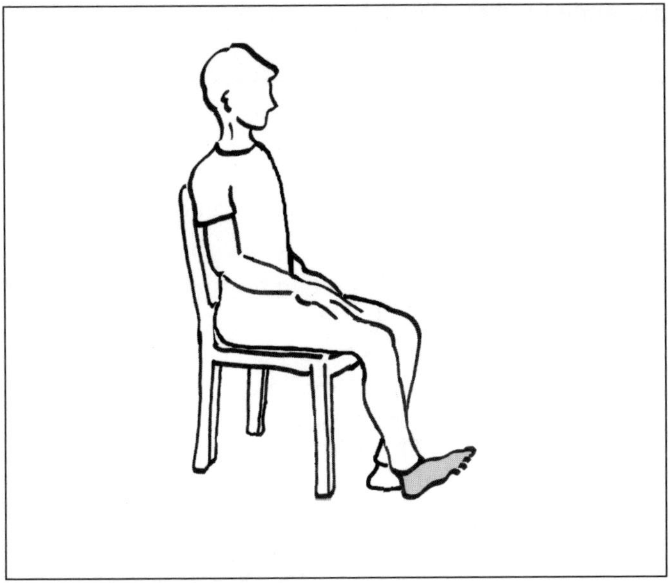

Spannen Sie Muskulatur an, indem Sie die Zehen vorsichtig einkrallen.

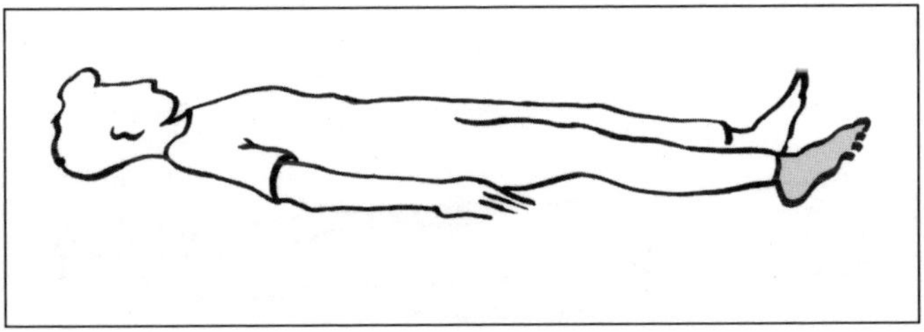

15. Anderer Oberschenkel

Spannen Sie Muskulatur an, indem Sie den Oberschenkel gegen die Sitzunterlage drücken.

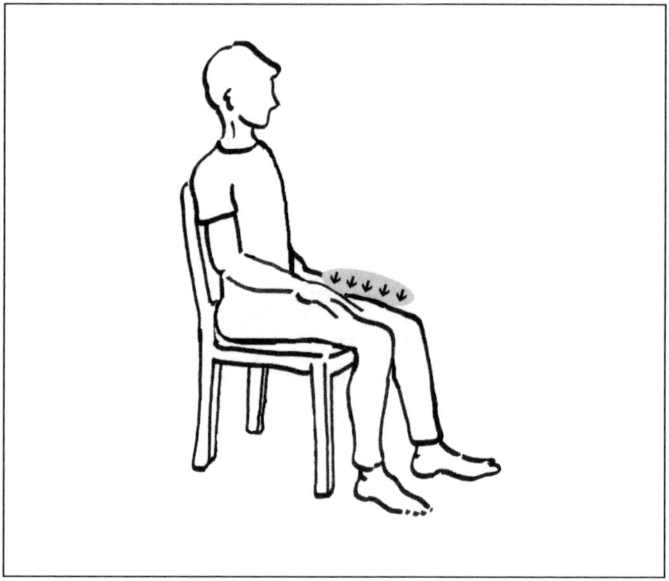

Wenn Sie im Liegen üben, drücken Sie die Kniekehle gegen die Unterlage.

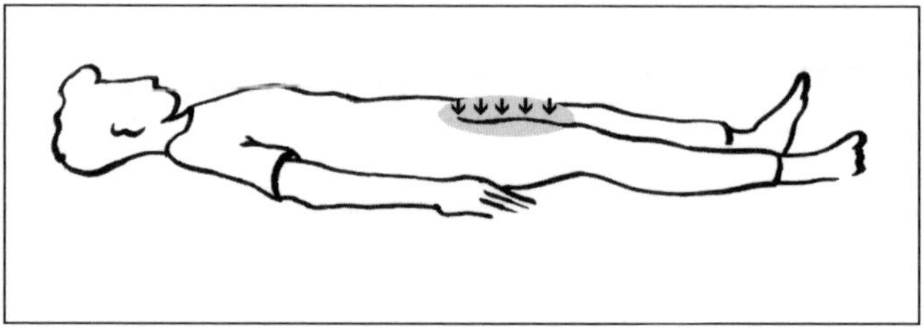

16. Anderer Unterschenkel

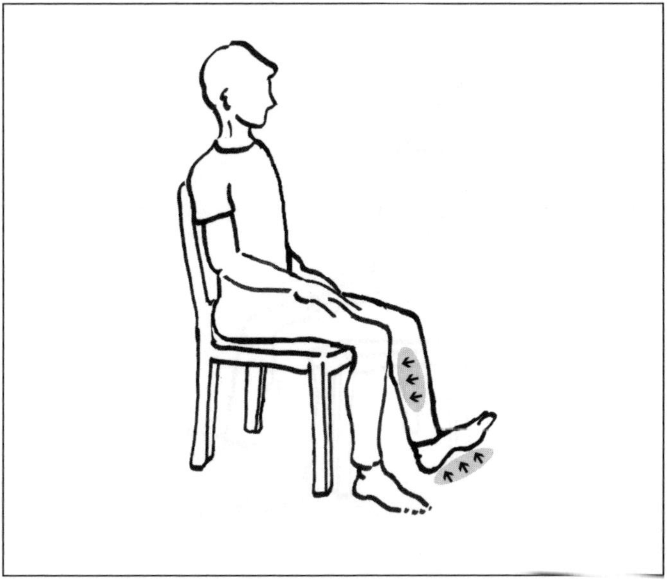

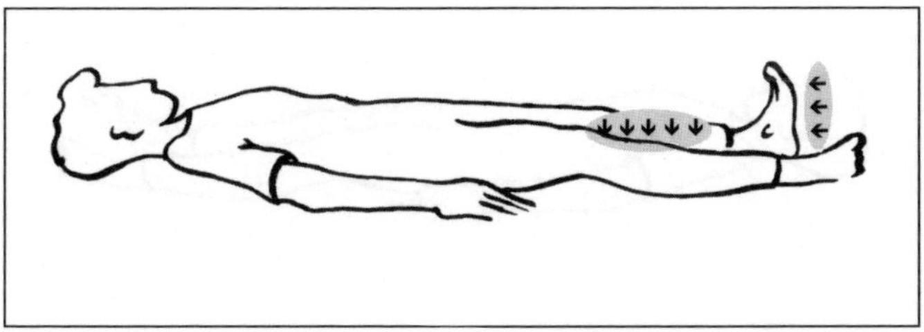

Spannen Sie Muskulatur an, indem Sie die Fußspitze nach oben ziehen, die Ferse bleibt dabei am Boden.

17. Anderer Fuß

Spannen Sie Muskulatur an, indem Sie die Zehen vorsichtig einkrallen.

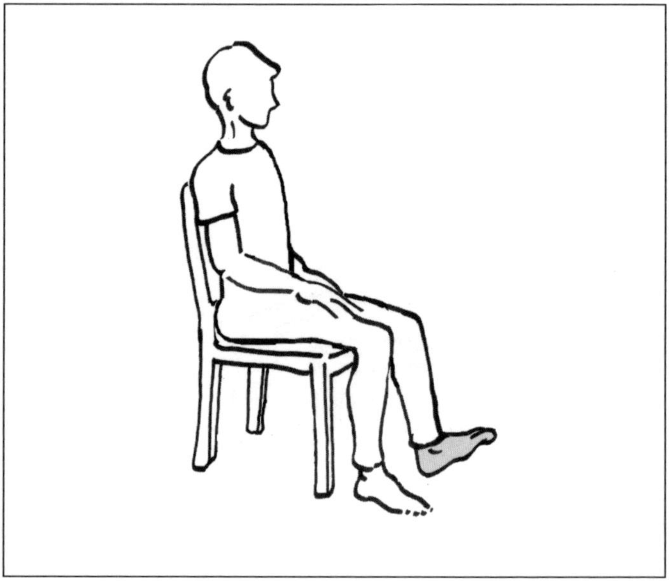

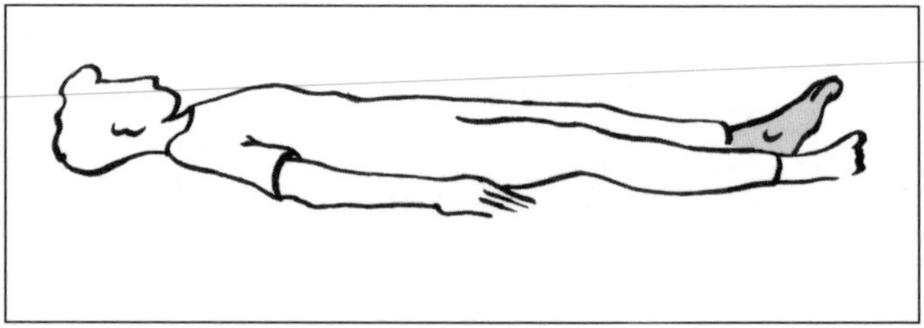

Die fünf Phasen eines Übungsschritts

Die Progressive Muskelentspannung ist leicht erlernbar, denn sie folgt einem immer wiederkehrenden Ablauf von fünf Schritten:

1. Hinspüren in eine Muskelgruppe (7 bis 10 Sekunden)
2. Anspannen der entsprechenden Muskelgruppe
3. Halten der Spannung (7 bis 10 Sekunden, bei den Füßen eventuell kürzer)
4. Lösen der Spannung
5. Wahrnehmen der Veränderungen in der betreffenden Muskelgruppe (etwa 30 Sekunden).

Beim Durchlaufen der einzelnen Übungsschritte ist der Grad Ihrer Aufmerksamkeit der ausschlaggebende Faktor für die Intensität der Muskelentspannungssequenz. Ihre Aufmerksamkeit ist jeweils auf die Muskelgruppe gerichtet, mit der Sie gerade üben. Es geht darum, genau wahrzunehmen, ob sich etwas in der einzelnen Muskelgruppe verändert und wenn ja, was genau geschieht. Dieses »Wahrnehmen« nimmt zeitlich einen wesentlich größeren Raum ein als die Bewegung des Anspannens und Lösens der Muskulatur.

Damit es Ihnen leichter fällt, eventuelle Veränderungen überhaupt erst zu bemerken, hat es sich bewährt, in den oben genannten fünf Schritten vorzugehen.

Bei jeder Muskelpartie spüren Sie zunächst hin, wie es sich in der betreffenden Körperregion anfühlt, dann spannen Sie die Muskulatur an, im dritten Schritt halten Sie die Spannung, lösen danach die Spannung wieder auf und spüren im fünften Schritt nach, was in Ihrer Muskulatur geschieht.

Wenn Sie mögen, können Sie die fünf Phasen der Aufmerksamkeit jetzt einmal ausprobieren – z. B. an den Muskelpartien Ihrer Hand und Ihres Unterarms. Lassen Sie sich nun durch die fünf Phasen führen – Sie brauchen jeweils nur das zu tun, was in der Anleitung steht. Auf das Signalwort »Anspannen jetzt« spannen Sie die Muskulatur an, so dass Sie die Spannung deutlich spüren und auf das zweite Signalwort »Loslassen jetzt« lockern Sie die Muskulatur wieder. Während der gesamten Übung brauchen Sie Ihren Atem nicht zu beeinflussen. Lassen Sie ihn einfach fließen, so wie er sich von Moment zu Moment in Ihrem Körper entfaltet.

1. Phase: Hinspüren (sieben bis zehn Sekunden lang)

Gehen Sie mit Ihrer Aufmerksamkeit zu Ihrer aktiveren Hand und zu Ihrem Unterarm. Spüren Sie, wie es sich jetzt gerade in Ihrer Hand und in Ihrem Unterarm anfühlt.

2. Phase: Anspannen

Auf das Signalwort spannen Sie die Muskulatur an, indem Sie mit der Hand eine Faust machen.
Anspannen jetzt!

3. Phase: Spannung halten (für sieben bis neun Sekunden)

Nehmen Sie die Spannung bewusst wahr.

4. Phase: Loslassen

Auf das Signalwort lockern Sie die Muskulatur wieder.
Loslassen jetzt!

5. Phase: Nachspüren (etwa 30 Sekunden)

Bleiben Sie mit Ihrer Aufmerksamkeit in Ihrer aktiveren Hand und in Ihrem Unterarm und nehmen Sie all das bewusst wahr, was Sie jetzt spüren können: angenehme Körperempfindungen, unangenehme Empfindungen und neutrale Empfindungen. Vielleicht spüren Sie auch gar nichs. Erlauben Sie sich, alles so anzunehmen, wie es jetzt ist. Nehmen Sie wahr, was geschieht, ohne dies zu bewerten.

Wiederholen Sie bei jeder Muskelpartie diese fünf Phasen. Sie schulen damit Ihre Aufmerksamkeit und Ihre Körperwahrnehmung erheblich. Im Lauf der Zeit werden Sie feststellen, dass es Ihnen immer leichter fällt, Ihre Wahrnehmung bewusst zu lenken.

> Auf diese Weise nehmen Sie plötzlich Spannungen wahr, die Ihnen vorher nicht bewusst waren.
> *Edmund Jacobson*

Die Wirksamkeit der Progressiven Muskelentspannung steht und fällt mit der Schulung Ihrer Wahrnehmung. Je gezielter Sie Ihre Wahrnehmung lenken lernen, desto mehr bekommen Sie mit, was in Ihrem Körper und um Sie herum geschieht und desto besser können Sie von den Übungen profitieren.

Das Beenden der Übung durch Zurücknahme

Ein wesentlicher Aspekt im Anschluss an die Progressive Muskelentspannung ist die Zurücknahme. Durch die Entspannung befindet sich der Körper oftmals in einem Zustand der »Unterspannung«, der Blutdruck ist leicht abgesunken, und manche Menschen fühlen sich wie kurz vor dem Einschlafen. Dieser Zustand wird oft als sehr angenehm empfunden und daher ungern beendet. Es kann jedoch fatale Auswirkungen haben, wenn Sie in diesem Zustand Ihre Alltagsgeschäfte aufnehmen und beispielsweise Auto fahren. Gewöhnen Sie sich daher frühzeitig an, jede Muskelentspannungssequenz mit einer Zurücknahme zu beenden, es sei denn, Sie wollen einschlafen.

Sie können Ihren Körper ganz einfach wieder auf sein normales Aktivitätsniveau zurückführen, indem Sie sich recken und strecken und dabei Bewegungen machen, die Ihnen guttun. Öffnen Sie zum Schluss bewusst die Augen und nehmen wieder Kontakt zu dem Raum auf, in dem Sie sich befinden. Sollten Sie merken, dass dies nicht ausreicht, dann öffnen Sie ein Fenster und atmen solange tief ein und aus, bis Sie wieder ganz wach und präsent sind.

Die Kurzformen der Progressiven Muskelentspannung

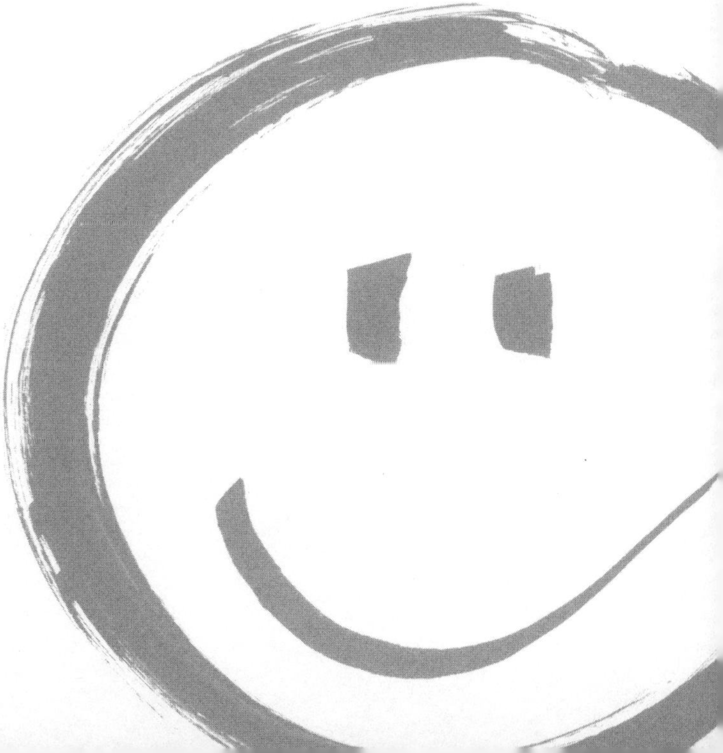

Solange Sie noch damit beschäftigt sind, sich die einzelnen Übungen der Progressiven Muskelentspannung anzueignen und mit den fünf Phasen jedes Übungsschritts vertraut zu werden, brauchen Sie sich mit diesem Kapitel nicht zu beschäftigen. Die Kurzformen der Progressiven Muskelentspannung wirken nämlich erst, wenn Sie die Langform sicher beherrschen. Üblicherweise sind dafür mindestens vier bis sechs Wochen täglichen Übens erforderlich – erst dann hat sich Ihr Körper an die Abläufe gewöhnt und weiß von selbst, wie er die betreffenden Muskelpartien anspannen und entspannen kann.

Lassen Sie Ihrem Körper unbedingt diese Zeit des Lernens und wenden Sie die Kurzformen erst dann an, wenn Ihre Muskeln reagieren, ohne dass Sie noch nachdenken müssen. Sollten Sie sich unsicher sein, ob Ihre Muskeln schon »automatisch« reagieren, dann beobachten Sie sich einmal selbst, während Sie die Langform ausführen. Solange Sie während der Übungen noch überlegen, was Sie genau tun sollen, um die betreffende Muskelpartie anzuspannen und wieder zu lösen, braucht Ihr Körper noch Zeit. Üben Sie dann die Muskelentspannung in der Langform weiter. Jeder Versuch, diese Lernzeit abzukürzen, wird fehlschlagen. Ihr Körper hat seine eigene Zeitspanne, die er zum Lernen benötigt. Akzeptieren Sie diese ganz individuelle Zeit und freuen Sie sich darüber, dass Ihr Körper Ihnen dies signalisieren kann.

Die Kurzform in 7 Schritten

Bei der Kurzform in 7 Schritten werden Muskelpartien, die Sie bereits isoliert angespannt und wieder entspannt haben, zu komplexeren Übungen zusammengefasst.

Die Reihenfolge bleibt bestehen, Sie beginnen also wieder mit Ihrer aktiveren Armseite.

1. Aktiverer Arm

Um Ihren ganzen Arm anzuspannen, führen Sie die Hand-, Unterarm- und die Oberarmübung gleichzeitig aus.

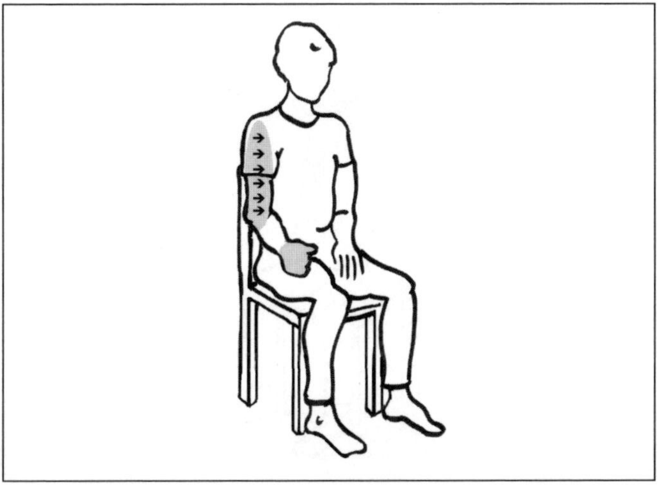

Spannen Sie die Muskulatur an, indem Sie mit Ihrer aktiveren Hand eine Faust machen und den Oberarm an Ihren Oberkörper heranziehen.

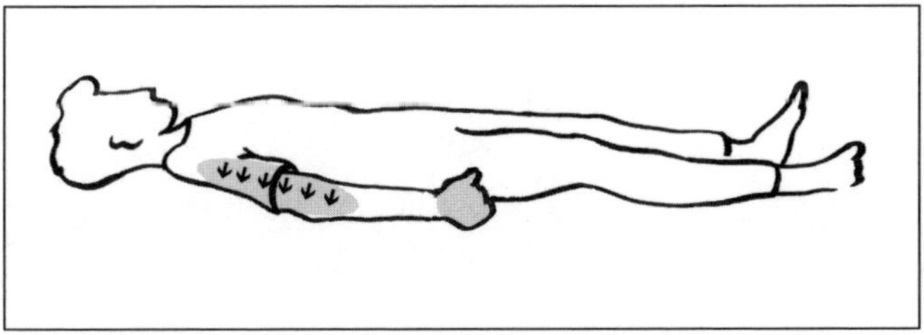

Wenn Sie im Liegen üben, können Sie den Oberarm auch gegen die Unterlage drücken.

2. Anderer Arm

Es folgt der andere Arm, den Sie auf die gleiche Weise anspannen.

Spannen Sie die Muskulatur an, indem Sie mit Ihrer anderen Hand eine Faust machen und den Oberarm an Ihren Oberkörper heranziehen.

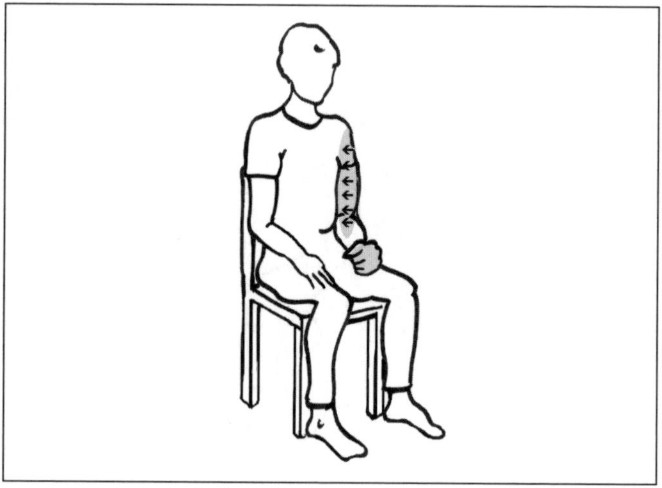

Wenn Sie im Liegen üben, können Sie den Oberarm auch gegen die Unterlage drücken.

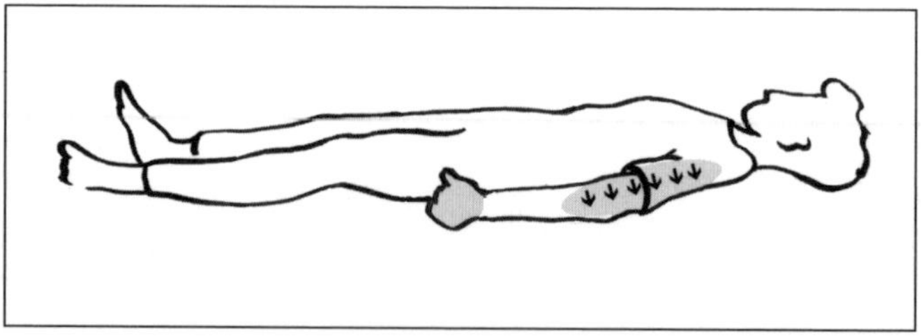

3. Gesicht

Die Muskulatur des Gesichts wird in einem Schritt angespannt. Hier brauchen Sie jedoch nicht alle 3 Übungen gleichzeitig auszuführen. Es reicht aus, wenn Sie die Augen zusammenkneifen und die Mundwinkel auseinanderziehen.

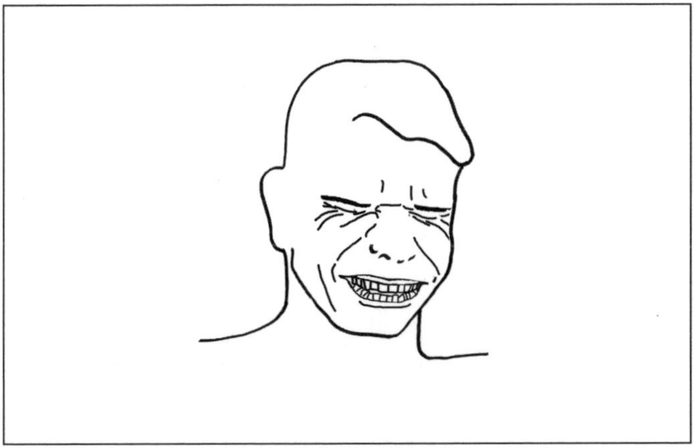

Spannen Sie die Muskulatur an, indem Sie Ihre Augen zusammenkneifen und die Mundwinkel nach außen ziehen. Sie können die Übung verstärken, wenn Sie auch noch Ihre Zunge gegen den Gaumen drücken.

4. Nacken und Hals

Die Hals- und Nackenregion wird in der Kurzform des 7er-Schrittes genauso angespannt wie in der Langform des 17er-Schrittes.

Spannen Sie die Muskulatur an, indem Sie Ihr Kinn Richtung Kehlkopf ziehen.

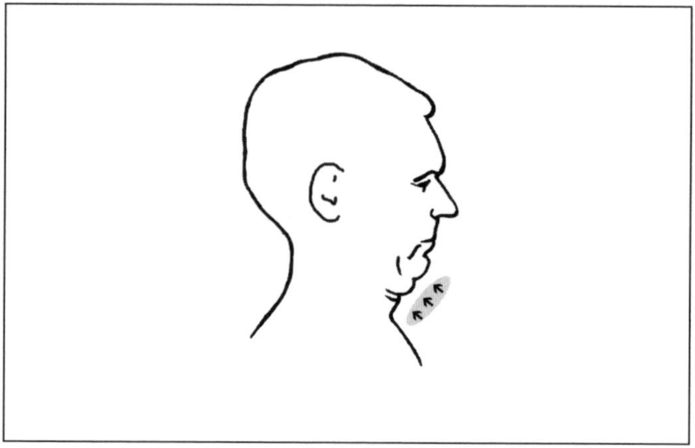

5. Rumpf

Ihr Rumpf wird in einem Schritt angespannt. Hier reicht es aus, wenn Sie mit den Schulterblättern, dem Bauch und den Gesäßmuskeln üben. Durch Ihre bisherigen Übungserfahrungen werden auch alle anderen Rumpfmuskeln und die Muskeln des Beckenbodens aktiviert.

Spannen Sie Muskulatur an, indem Sie die Schulterblätter nach hinten zusammenführen, den Bauch fest machen und die Gesäßmuskeln zusammenkneifen.

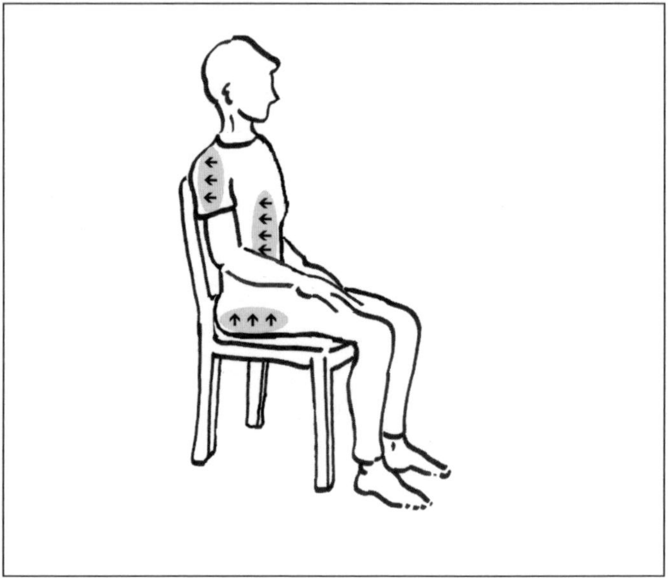

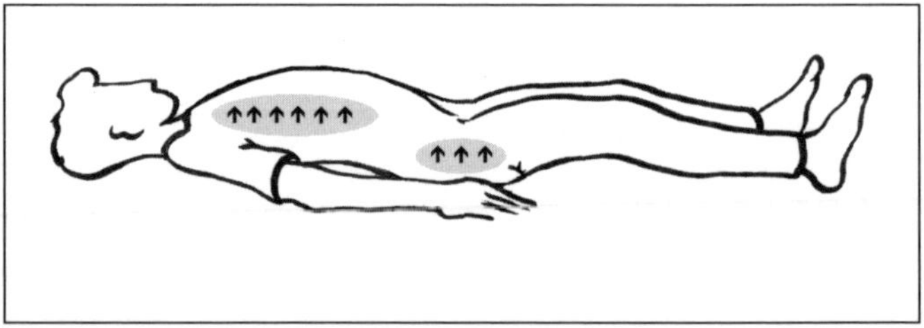

6. Aktiveres Bein

Sie beginnen auch bei den Beinen wieder mit der für Sie aktiveren Seite.

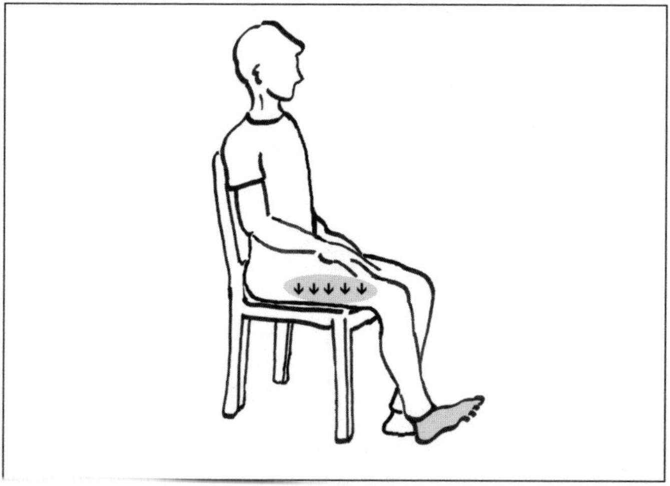

Spannen Sie Muskulatur an, indem Sie den Oberschenkel gegen die Sitzunterlage drücken und die Zehen vorsichtig einkrallen.

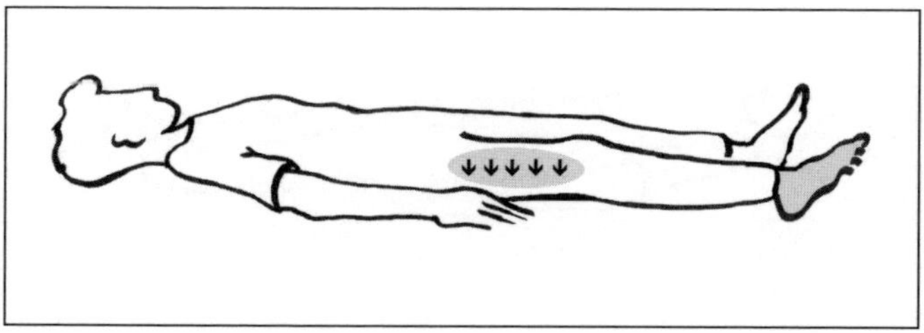

Im Liegen drücken Sie die Kniekehle gegen die Unterlage und krallen die Zehen vorsichtig ein.

7. Anderes Bein

Spannen Sie Muskulatur an, indem Sie den Oberschenkel gegen die Sitzunterlage drücken und die Zehen vorsichtig einkrallen.

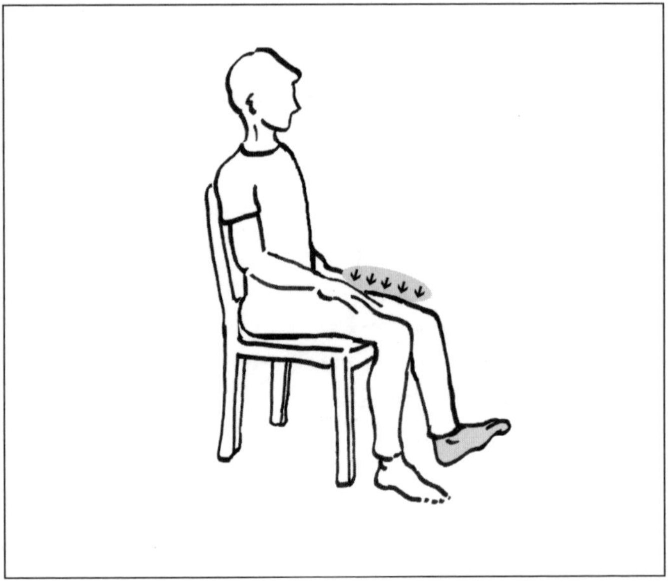

Im Liegen drücken Sie die Kniekehle gegen die Unterlage und krallen die Zehen vorsichtig ein.

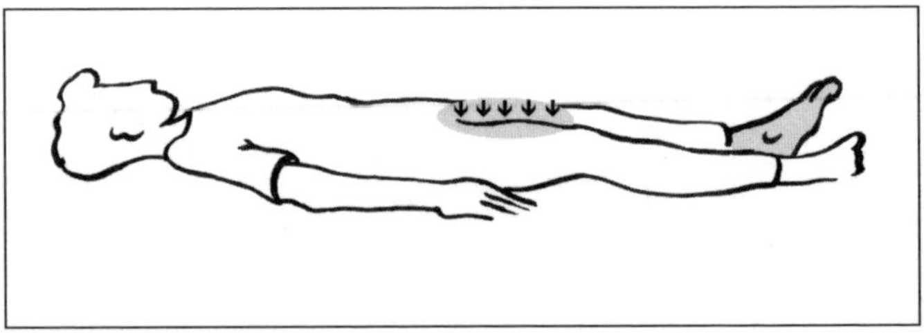

Schon beim ersten Übungsdurchgang des 7er-Schrittes werden Sie merken, dass Sie weniger als die Hälfte der Übungszeit benötigen wie bei der Langform. Um Zeit zu sparen, wechseln ungeduldige Menschen daher oft zu früh auf das verkürzte Verfahren um und erreichen dann nicht dieselbe Entspannungstiefe wie bei der Langform. Steigen Sie daher erst auf die Kurzform um, wenn Ihr Körper an die Langform gewöhnt ist. Und auch jetzt braucht Ihr Körper wieder einige Zeit, um sich an die neuen Schritte zu gewöhnen. Erst wenn Sie bei der Kurzform dieselbe Entspannungstiefe erreichen wie bei der Langform, ist der 7er-Schritt für Ihren Körper wirkungsvoll.

Denken Sie daran, Ihren Körper nach der Übung durch entsprechende Bewegungen wieder auf sein normales Aktivitätsniveau zurückzuführen, bevor Sie sich wieder Ihren Alltagsgeschäften widmen.

Die Kurzform in 4 Schritten

Die zweite Kurzform, die wir Ihnen vorstellen, hat nur noch 4 Schritte. Auch für den 4er-Schritt gilt: Lassen Sie sich nicht verführen, zu früh auf diese Kurzform umzusteigen, weil sie schneller durchzuführen ist als die Langform oder der 7er-Schritt. Erst wenn Ihr Körper die An- und Entspannungsabläufe des 7er-Schrittes »automatisch« ausführen kann, ist die Zeit reif für eine weitere Verkürzung.

Sie beginnen mit den Armen, es folgt das Gesicht mit der Hals- und Nackenpartie, dann der Rumpf und zum Schluss beide Beine.

1. Arme

Beim ersten Schritt spannen Sie gleichzeitig Ihren rechten und Ihren linken Arm an.

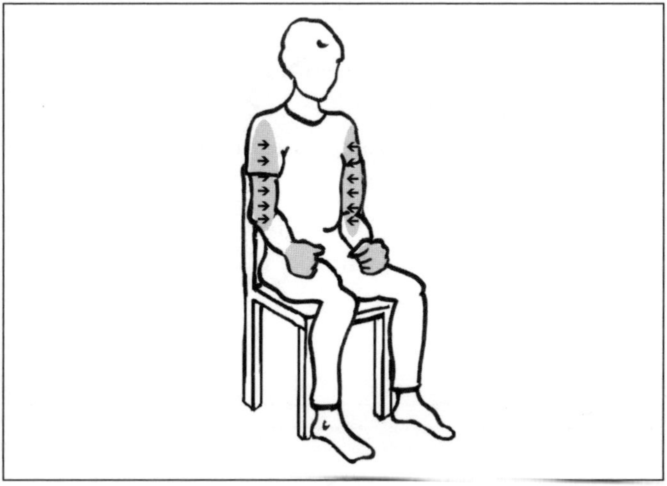

Spannen Sie die Muskulatur an, indem Sie mit Ihren Händen eine Faust machen und die Oberarme an Ihren Oberkörper heranziehen.

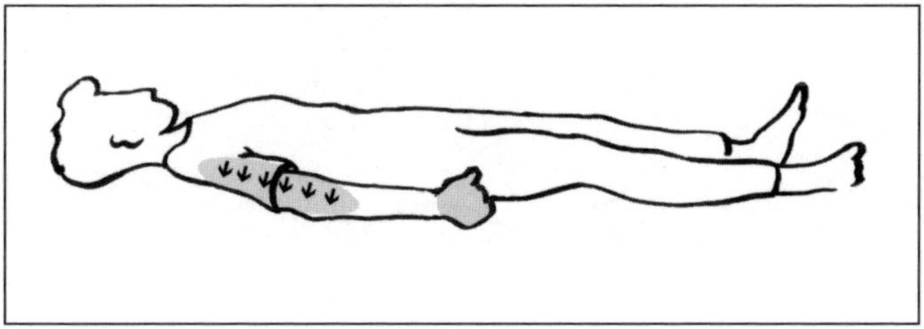

Wenn Sie im Liegen üben, können Sie die Oberarme auch gegen die Unterlage drücken.

2. Gesicht, Hals- und Nackenbereich

Die Muskulatur des Gesichts und des Hals-Nacken-Bereiches wird in einem Schritt angespannt.

Spannen Sie die Muskulatur an, indem Sie Ihre Augen zusammenkneifen, die Mundwinkel nach außen ziehen und Ihr Kinn Richtung Kehlkopf ziehen.

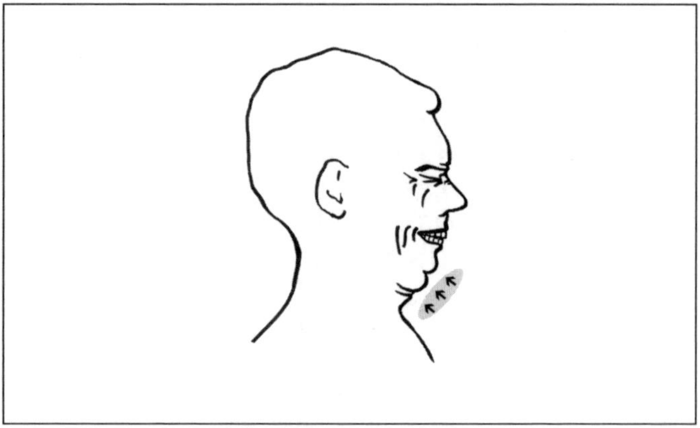

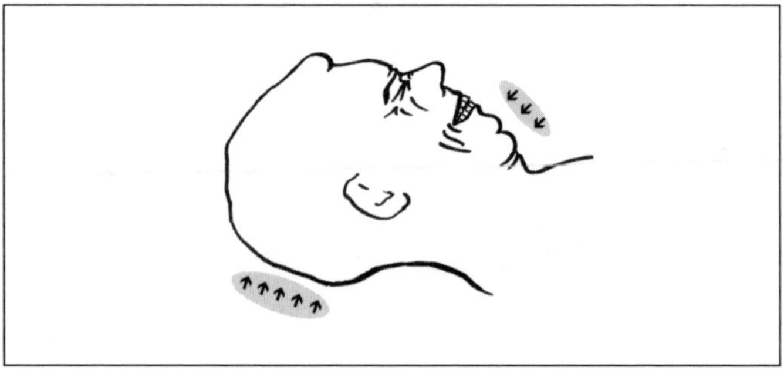

3. Rumpf

Die Anspannung des Rumpfes im 4er-Schritt ist identisch mit der Anspannung des Rumpfes im 7er-Schritt.

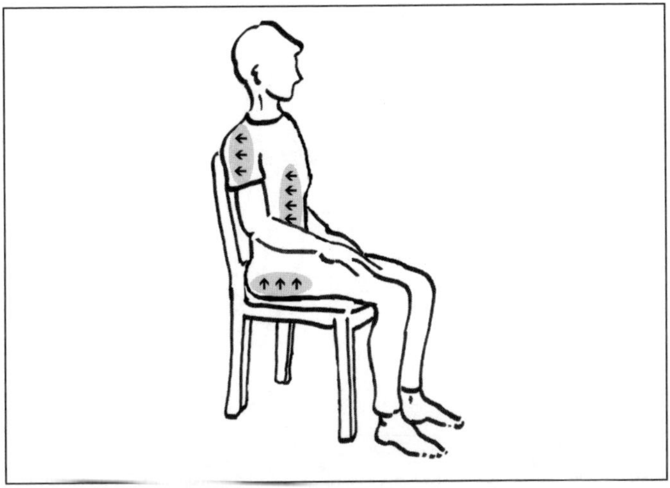

Spannen Sie Muskulatur an, indem Sie die Schulterblätter nach hinten zusammenführen, den Bauch fest machen und die Gesäßmuskeln zusammenkneifen.

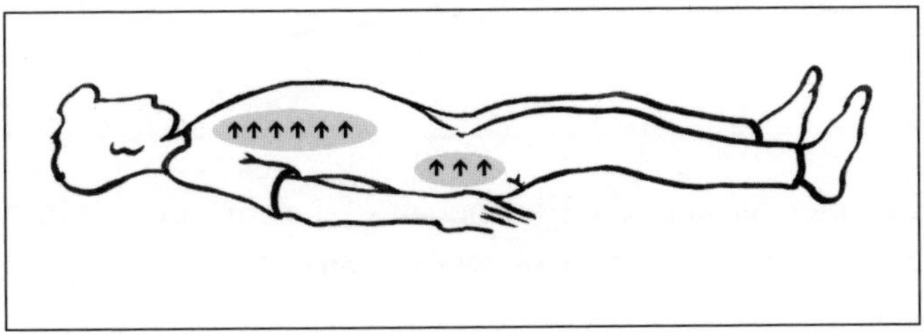

4. Beine

Spannen Sie Muskulatur an, indem Sie die Oberschenkel gegen die Sitzunterlage drücken und die Zehen vorsichtig einkrallen.

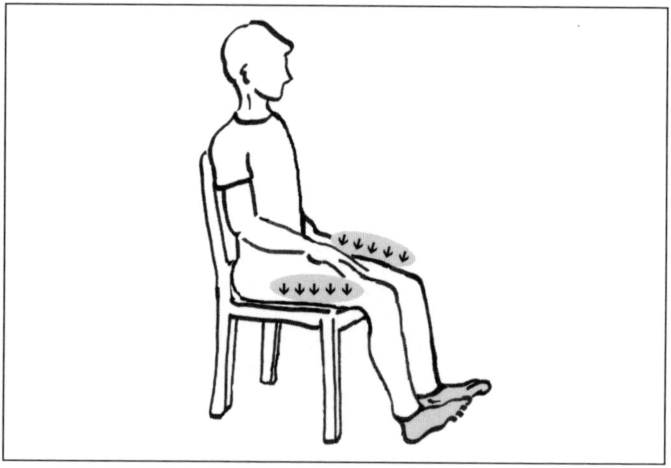

Im Liegen drücken Sie die Kniekehlen gegen die Unterlage und krallen die Zehen vorsichtig ein.

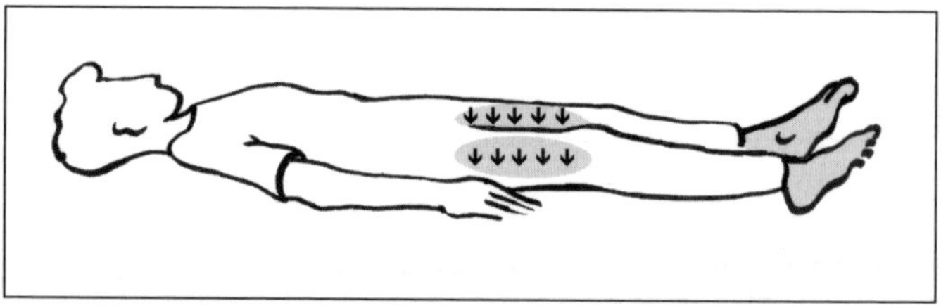

Beenden Sie auch die Übungen des 4er-Schrittes mit einer Zurücknahme, so dass Sie wieder ganz wach und präsent sind.

Progressive Muskelentspannung im Alltag

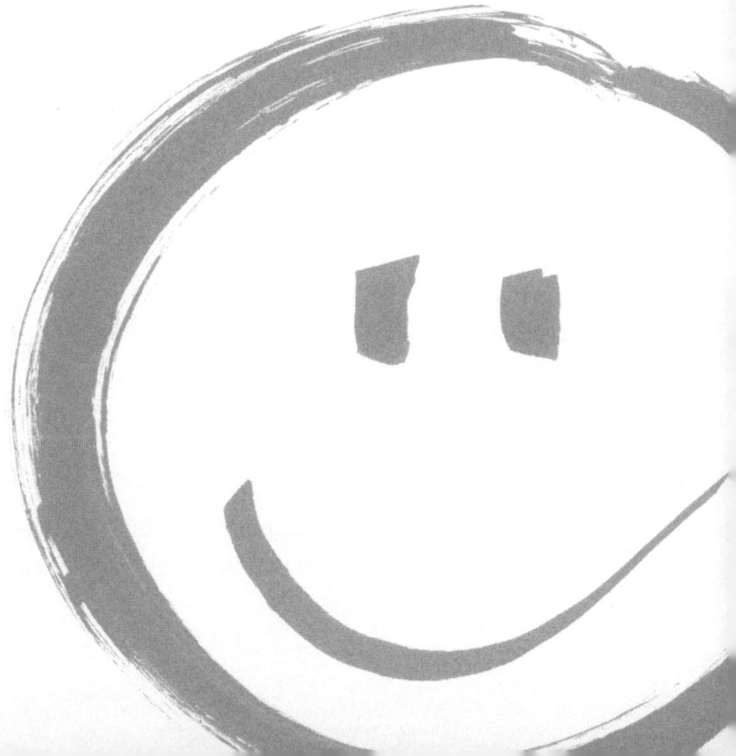

Der Alltag ist eine harte Bewährungsprobe für Entspannungsmethoden aller Art, die im geschützten Rahmen eines Einzelunterrichtes, eines Seminars oder einer Kur gute Wirkung zeigen. Allein auf sich gestellt, mitten im alltäglichen Chaos, erscheint vieles plötzlich unklar oder lässt sich nur schwer umsetzen, und so geben viele Menschen an diesem Punkt auf.

Dennoch lohnt es sich, täglich Zeit für das Erlernen der Progressiven Muskelentspannung zu investieren und nach dem Beherrschen der Methode den Übungen einen selbstverständlichen Platz im täglichen Leben einzuräumen. Stellen Sie sich nur einmal für einen kurzen Moment vor, wie viel Energie Sie täglich einsparen können, wenn Sie lediglich nur noch die Muskeln aktivieren, die für die Ausübung einer bestimmten Bewegung notwendig sind. Sie würden konzentriert Auto fahren, ohne die Augenbrauen anzuheben oder den Brustkorb zu verengen. Sie würden telefonieren, ohne dabei gleichzeitig die Schultern anzuheben, und Sie würden in der Einkaufswarteschlange stehen, ohne Ihren Nacken zu verspannen.

Am Ende des Tages hätten Sie noch jede Menge Energie

> Wenn wir der Verausgabung unserer Kräfte nicht genug Beachtung schenken, so sind wir darin praktisch noch nicht erwachsen.
>
> *Edmund Jacobson*

übrig, um Ihren Feierabend zu »feiern«, und würden anschließend gut schlafen.

Die Muskelentspannung macht's möglich – im Lauf der Zeit kommen Sie der obigen Vorstellung immer näher – ohne Hilfe von außen, ganz aus Ihrer eigenen Kraft heraus.

Das Einzige, was Sie jetzt noch tun müssen:

Fangen Sie an!

Es gibt unterschiedliche Möglichkeiten, die Progressive Muskelentspannung zu einem Teil Ihres Lebens werden zu lassen. Die eine ist nicht schlechter als die andere, und auch Kombinationen verschiedener Möglichkeiten schließen sich nicht aus. Sie müssen nur noch herausfinden, was Sie brauchen. Dies hängt ab von Ihren persönlichen Bedürfnissen, Ihren Gewohnheiten und Ihren Möglichkeiten.

Nachfolgend geben wir Ihnen eine grobe Orientierung, wie eine Integration der Progressiven Muskelentspannung in den persönlichen Alltag aussehen kann. Betrachten Sie diese Ausführungen als Anregung und nehmen Sie sich die Freiheit heraus, die Vorschläge soweit abzuändern, bis sie zu Ihnen und Ihren Lebensgewohnheiten passen.

Progressive Muskelentspannung zur selben Zeit am selben Ort

Es gibt Menschen, die mögen die Progressive Muskelentspannung am liebsten in der Form, in der sie sie kennen gelernt haben. War dies mit Hilfe der CD im geschützten häuslichen Rahmen der Fall, dann bleiben sie der Variante oft lange Zeit treu. Diese Menschen genießen es, immer wieder von der gleichen Stimme einer CD angeleitet zu werden, und häufig haben sie gar keine Lust, die Kurzformen der Progressiven Muskelentspannung auszuprobieren oder die Übungshaltung zu verändern.

Andere haben die Progressive Muskelentspannung innerhalb einer Gruppe kennen gelernt. Sie schätzen die Kontinuität eines fortlaufenden Kurses und sie erleben die gemeinsam übenden Menschen als persönliche Bereicherung und als Ansporn. Außerdem gefällt es ihnen, sich der Stimme der Kursleitung zu überlassen und durch die Muskelentspannung geführt zu werden.

Wenn Sie sich von den obigen Beschreibungen angesprochen fühlen, dann werden Sie die Progressive Muskelentspannung am leichtesten dadurch in Ihr Leben integrieren, indem Sie zu festgelegten Zeiten am selben Ort üben.

Reservieren Sie sich eine bestimmte Zeitspanne für die Progressive Muskelentspannung, die sich täglich oder wöchentlich wiederholt und die Sie freihalten von allen anderen Verpflichtungen. Es ist Ihre Zeit, in der Sie einen wichtigen »Termin« mit sich selbst haben – Sie haben ein Recht auf diese Zeit, und Sie dürfen und sollen diese Zeit bei »Angriffen« von außen verteidigen.

Vielleicht ist Ihre Zeit morgens die beste, noch bevor Sie den Tag beginnen. Experimentieren Sie damit, den Wecker früher zu stellen und die gewonnene Zeit für sich selbst zu nutzen.

Wenn Sie morgens noch zu müde sind, testen Sie andere Zeiten: In der Mittagspause, nach der Arbeit, vor dem Schlafengehen, immer montags, mittwochs und freitags usw. Wann Sie üben, wo Sie üben – ob alleine oder mit anderen im Rahmen eines Kurses – spielt keine Rolle, wichtig ist nur, dass Sie dranbleiben und den Kampf mit Ihrem »inneren Schweinehund« immer wieder neu aufnehmen. Dies ist mühsam, und Sie haben den Kampf erst gewonnen, wenn Sie nicht mehr so ohne weiteres auf Ihre Entspannungszeit verzichten wollen oder sich sogar darauf freuen. Ihre persönliche Entspannungszeit ist dann vergleichbar mit einer Tankstelle, an der Sie mitten im Alltag mit Kraft und Energie versorgt werden.

Progressive Muskelentspannung in typischen Alltagssituationen

Wenn Sie experimentierfreudig sind und die Grundlagen der Progressiven Muskelentspannung bereits sicher beherrschen, dann können Sie einzelne Übungssequenzen auch in typische Alltagssituationen integrieren.

Wählen Sie Situationen, die Sie regelmäßig ausführen und die nicht Ihre volle Konzentration erfordern. Üben Sie dann mit den Muskelgruppen, die Sie nicht zum Ausführen der Alltagsbewegung benötigen.

Alle Schritte der Progressiven Muskelentspannung können auch isoliert geübt werden – nur bei den Armen und bei den Beinen ist es sinnvoll, immer beide Seiten zu aktivieren und zu lösen, da Sie sich sonst nur »einseitig« entspannt fühlen. Sollte es jedoch einmal nicht möglich sein, die andere Seite zu üben, weil Sie in der betreffenden Muskulatur Schmerzen haben oder Ihre Beweglichkeit eingeschränkt ist, so behelfen Sie sich mit Ihren Gedanken. Stellen Sie sich lediglich vor, die Muskulatur zu entspannen. Wenn Ihnen auch dies unangenehm ist, dann überspringen Sie den entsprechenden Bereich.

Eine typische und immer wiederkehrende Alltagshandlung ist z. B. das Zähneputzen. Während ein Arm und Ihr

Gesicht mit dem Putzen beschäftigt sind, haben die anderen Muskelgruppen frei. Üben Sie doch beim nächsten Zähneputzen die Entspannung im Stehen. Sie können beispielsweise mit Ihren Rumpf- oder Beinmuskeln arbeiten, immerhin haben Sie ja etwa drei Minuten Zeit – Zeit genug für das Anspannen und Lösen von zwei oder drei Muskelgruppen.

Viele sitzende Alltagstätigkeiten sind ebenfalls geeignet, um Entspannungsphasen einzubauen. Sie können am Schreibtisch üben oder wenn Sie unterwegs sind – per Bahn, Bus oder Flugzeug. Verkürzen Sie sich z. B. auch Ihre Wartezeiten mit Progressiver Muskelentspannung in der Einkaufsschlange, beim Arzt oder Frisör, in der Kantine, an der roten Ampel, während der Fernsehwerbepausen.

In der Öffentlichkeit ist es nicht immer angebracht, die Gesichtsmuskeln zu üben, denn Ihre Grimasse könnte missverstanden werden. Variieren Sie die Übungen entsprechend, so dass Sie fast nicht mehr sichtbar sind. Beim Gesicht führen Sie lediglich Ihre Zähne zusammen und drücken die Zunge gegen den Gaumen. Möglicherweise ist auch das Hochziehen der Augenbrauen kein Problem. Widmen Sie sich Ihren anderen Gesichtsmuskeln in einem unbeobachteten Moment oder wenn Sie das nächste Mal die Toilette aufsuchen.

Je nach Situation können Sie einzelne Übungssequenzen durchaus auch verändern. Vielleicht haben Sie enge Schuhe an, in denen Sie unmöglich Ihre Zehen einrollen können, und es ist gerade unpassend, die Schuhe auszuziehen. Dann pressen Sie einfach Ihre Zehen gegen die Schuhsohle. Vielleicht liegen Sie aber auch mit einem gebrochenen Bein im Krankenhaus – dann üben Sie eben nur mit der Kraft Ihrer Gedanken und wechseln anschließend zum gesunden Bein.

Was auch immer Sie sich einfallen lassen, um Ihre Muskeln durch vorherige Anspannung aktiv zu entspannen, maßgebend sind immer die fünf Phasen der Aufmerksamkeit.

Erinnern Sie sich?

Es geht darum, zunächst in eine bestimmte Muskelgruppe hineinzuspüren und wahrzunehmen, wie sie sich anfühlt, die Muskelgruppe in einem zweiten Schritt anzuspannen, die Spannung zu halten, sie im vierten Schritt wieder zu lösen und schließlich nachzuspüren, was in der Muskulatur geschieht, ohne dies zu bewerten. Die Wahrnehmung Ihrer körperlichen Befindlichkeit in den einzelnen Muskelgruppen sowie die Wahrnehmung eventueller Veränderungen sind für die Wirkung der Progressiven

Muskelentspannung entscheidender als die Bewegung des An- und Entspannens. Die Übungen der Progressiven Muskelentspannung unterstützen die Körperwahrnehmung und erleichtern es, die Aufmerksamkeit aufrechtzuerhalten. Je häufiger Sie Ihren Körper im Alltag entspannen, desto schneller erinnert er sich daran, wie sich seine Muskeln im entspannten Zustand anfühlen, und er lernt, diesen Zustand in immer kürzerer Zeit herzustellen.

Progressive Muskelentspannung in nahezu jeder Situation

Durch das Einüben und Praktizieren der Progressiven Muskelentspannung haben Sie ein Gefühl für Ihren Körper bekommen. Vielleicht kennen Sie jetzt auch schon die Muskelgruppen, die sich bei Ihnen gerne zu stark anspannen. Bei manchen Menschen ist dies der Kiefer – man beißt die Zähne zusammen. Andere verbrauchen unnötige Energie in ihren Nackenmuskeln, was zu Spannungskopfschmerzen führen kann. Wieder andere wollen ihren Bauch verstecken und ziehen ihn daher dauerhaft ein. Jeder Mensch hat eine oder auch mehrere Körperregionen, in denen sich am schnellsten überflüssige Spannung aufbaut.

Widmen Sie sich im Alltag diesen Körperregionen, wann immer es Ihnen einfällt. Legen Sie sogenannte »gedankliche Pausen« ein, in denen Sie ganz bewusst wahrnehmen, wie es sich in diesen Körperregionen anfühlt.

Je länger Sie die Muskelentspannung praktizieren, desto selbstverständlicher wird Ihnen das »aktive Hineinspüren« in Ihren Körper. Die tatsächliche Bewegung der Progressiven Muskelentspannung, nämlich das aktive Anspannen und Lösen einzelner Muskelgruppen, tritt dabei zunehmend in den Hintergrund. Ihr Körper »weiß« jetzt, wie er unnötige Spannungen aus der Muskulatur herauslassen kann. Wichtig ist also nur noch eine Erinnerung, dies auch zu tun, und die entsprechende Körperwahrnehmung, wo es zu tun ist.

Spannungskontrolle ist der Weg zu erhöhter Aktivität und Leistungsfähigkeit.

Edmund Jacobson

Gehören Sie auch zu den Menschen, die in der alltäglichen Hektik eine »Erinnerungseselsbrücke« brauchen?

Es gibt verschiedene Möglichkeiten:

Sie können den Timer Ihrer Uhr, Ihres Handys oder Ihres Computers entsprechend einstellen und unterbrechen beim Signal jeweils die Tätigkeit, die Sie gerade ausführen, für einen kurzen Moment, um nach innen zu spüren und sich zu entspannen.

Je nach Tagesablauf kann es auch sinnvoll sein, mit einem Entspannungssymbol zu arbeiten. Suchen Sie sich einen Gegenstand, der Sie an eine angenehme Situation erinnert, und stellen Sie ihn an einen Platz, den Sie im Verlauf Ihres Alltags auf jeden Fall sehen werden. Dies kann ein schöner Stein sein, ein Foto, eine Kerze, Ihre Lieblingstasse – Ihrer Phantasie sind keine Grenzen gesetzt. Wenn Ihr Blick auf diesen Gegenstand fällt, geben Sie sich die Erlaubnis, in Ihrer Tätigkeit innezuhalten, mit Ihrer Aufmerksamkeit die angespannteste Körperregion aufzuspüren und sich zu entspannen.

Abgesehen von Situationen, die Ihre volle Konzentration erfordern, können Sie in fast allen Momenten Ihres Lebens diese »gedanklichen Pausen« einlegen. Gehen Sie mit Ihrer Aufmerksamkeit in die betreffenden Körperregionen. Je mehr Zuwendung Sie sich selbst zugestehen, desto einfacher wird es für Sie, unnötig eingesetzte Energie aufzuspüren und loszulassen.

Progressive Muskelentspannung im beruflichen Alltag

Entspannung ist Privatsache! Dies ist nach wie vor die gängige Überzeugung der meisten Menschen. In unserer Gesellschaft gilt es als normal, die Aufspaltung von Arbeit und

Erholung zu leben. Tagsüber wird im Beruf angespannt gearbeitet, abends in der Freizeit darf man sich um sich selbst kümmern und sich entspannen. Edmund Jacobson war anderer Auffassung. Bereits 1970 widmete er ein ganzes Buch dem Thema, wie Manager lernen können, sich zu entspannen, damit sie sich besser um sich selbst und um die Menschen, die ihnen unterstellt sind, kümmern können.

Jacobson war seiner Zeit weit voraus, denn noch heute geistert in den Köpfen vieler Menschen – vor allem von Führungskräften – der Mythos, es sei möglich, acht, zehn und mehr Stunden ohne Pausen und achtsames Innehalten effektiv arbeiten zu können. Das Gegenteil ist der Fall: Wenn Sie wirklich effektiv arbeiten wollen, dann sind nicht nur Reden, Schreiben, Tun und Handeln wichtig, sondern in gleicher Weise auch Nicht-Tun, Entspannung, Stille und Innehalten. Diese Dimensionen werden in unserem Arbeitsalltag sehr vernachlässigt – Mittelmäßigkeit der Arbeitsergebnisse, wenig Kreativität und ein hoher Krankenstand sind die Folgen.

Erst durch das dynamische Wechselspiel von Anspannung und Entspannung entstehen kreative, innovative und nachhaltige Arbeitsergebnisse. Was für Jacobson selbstverständlich war, findet langsam Eingang in die moderne Führungskräfteliteratur – so schreibt Paul J. Kohtes: »Vielmehr sollten wir uns bewusst zeitliche Freiräume schaffen, in denen nichts geschieht, in denen wir Abstand zum Alltäglichen gewinnen – so können sich die Dinge in den anderen Zeiträumen umso intensiver und präziser entwickeln. … Sie werden sehen: Die Arbeit geht leichter von der Hand und nimmt an Qualität zu, wenn die Schwingungen zwischen engagierter Zeit und Muße, zwischen Tun und Lassen in einen vernünftigen und angemessenen Rhythmus gebracht werden.«[1] Die Autoren Karl Kälin und Peter Muri werden noch deutlicher: »Kreativität setzt innere Ruhe und Stille voraus. Diese notwendige Stille ist vielen abhanden gekommen. Andauernder Stress und die scheinbar unvermeidbare Hektik des Alltags verhindern das Entstehen tragfähiger neuer Ideen und Problemlösungsansätze. Es ist für jede Führungskraft von großer Wichtigkeit, dass er sich Freiräume der Ruhe – vor allem der inneren Stille – schafft, in denen neue, kreative und innovative Ideen langsam wachsen können.«[2]

Neben dem individuellen Stressmanagement, für das jeder in seiner Freizeit verantwortlich ist, benötigen wir für den beruflichen Alltag ein strukturelles Stressmanagement. Nur so ist es möglich, der Trennung von Aktivität und Innehalten nachhaltig entgegenzuwirken. Wir haben die Vision, dass es in Zukunft selbstverständlich sein wird, in jedem Arbeitszusammenhang »Zeiten des Innehaltens« zu haben, in denen Menschen unter kompetenter Anleitung zur Ruhe kommen und sich entspannen können.[3]

2007 begannen wir, diese Vision in der Öffentlichen Verwaltung in Hessen umzusetzen. Im Rahmen der betrieblichen Gesundheitsförderung bilden wir seitdem Bedienstete aus den unterschiedlichen hessischen Dienststellen als Kursleitende für Progressive Muskelentspannung aus, die so in die Lage versetzt werden, ihre Kolleginnen und Kollegen während der Arbeitszeit in diesem achtsamkeitsbasierten Verfahren anzuleiten. Mittlerweile gehört die Multiplikatorenschulung in Progressiver Muskelentspannung zum festen Bestandteil der betrieblichen Weiterbildung in der Öffentlichen Verwaltung – über 150 Menschen wurden bis 2012 bereits ausgebildet.[4]

Eine von ihnen ist die Direktorin des Amtsgerichts Schwalmstadt Dr. Gudrun Labenski, die 2010 an der Multiplikatorenschulung teilnahm. Über ihre Erfahrungen mit der Implementierung der Gesundheitsarbeit durch Angebote in Progressiver Muskelentspannung am Amtsgericht Schwalmstadt berichtet sie folgendes:

Progressive Muskelentspannung als Element einer gesundheitsgerechten Mitarbeiterführung: *Hohe Krankenstände, psychische Erkrankungen, psychische Fehlbelastungen am Arbeitsplatz, Burnout und Boreout sind in einer beschleunigten Arbeitswelt zum Problem geworden. Die öffentliche Verwaltung ist hiervon nicht ausgenommen. Eine gesundheitsgerechte Mitarbeiterführung muss darauf ausgerichtet sein, die Gesundheit der Mitarbeiterinnen und Mitarbeiter zu erhalten und zu fördern. Dies sollte zunächst dadurch geschehen, dass psychische Fehlbelastungen der Mitarbeitenden z. B. durch Über- oder Unterforderung, mangelnde Anerkennung etc., möglichst vermieden werden, was jedoch nicht immer gelingen kann. Die Methode der Progressiven Muskelentspannung setzt hingegen unmittelbar bei den Betroffenen selbst an. Bei regelmäßiger Anwendung führt sie zu einem gelasseneren Umgang mit den sogenannten Stressoren, sie stärkt die Achtsamkeit und Aufmerksamkeit des Einzelnen für seine Bedürfnisse. Die Progressive Muskelentspannung ist das wirkungsvollste und am besten erforschte Entspannungsverfahren und wird daher im Zusammenhang mit den oben angesprochenen psychischen Fehlbelastungen* *von Krankenkassen empfohlen. Die Entspannungsmethode der PME ist ein wichtiges Element im Rahmen einer gesundheitsgerechten Mitarbeiterführung, denn sie bewirkt eine Verbesserung der Gesundheitssituation am Arbeitsplatz.*

Konzept der Zentralen Fortbildung Hessen: *Das Multiplikatoren-Konzept »Progressive Muskelentspannung« der Zentralen Fortbildung Hessen in Zusammenarbeit mit dem Giessener Forum sieht vor, Bedienstete aus verschiedenen Behörden zu Kursleitenden für Progressive Muskelentspannung auszubilden. Diese sollen dann in ihren jeweiligen Dienststellen für die Bediensteten Kurse in Progressiver Muskelentspannung durchführen. Das Konzept gewährleistet die Unabhängigkeit von externen Anbietern, eine nachhaltige Verbesserung des Gesundheitsschutzes und individuelle Lösungen, die den jeweiligen Bedingungen in den Behörden angepasst sind. Langfristig ist das Konzept der Multiplikatorenausbildung flexibler und vor allem kostengünstiger als die Beauftragung von externen Anbietern.*

Projektziel: *Ziel des Projekts war es, Progressive Muskelentspannung im Rahmen der betrieblichen Gesundheitsförderung als selbstverständlichen Bestandteil in den Büroalltag zu integrieren.*

Projektverlauf: *Das Projekt verlief in zwei Phasen, der Planungs- und Vorbereitungsphase sowie der Umsetzungsphase.*

Die Planungs- und Vorbereitungsphase umfasste den Zeitraum Ende August bis Ende Oktober 2010. Wesentlicher Teil der Planungs- und Vorbereitungsphase war meine fünftägige Ausbildung zur Kursleiterin in »Progressiver Muskelentspannung«. Im Anschluss daran folgten die Planungen und Vorbereitungen zur Umsetzung des Gelernten innerhalb der Behörde.

Die Umsetzungsphase erstreckte sich über den Zeitraum Ende Oktober 2010 bis Mai 2011. In dieser Zeit hielt ich zwei PME-Kurse ab, an denen alle Bediensteten der Dienststelle teilnehmen konnten. Am Ende der 10-wöchigen Kurse erhielten die Teilnehmenden eine Teilnahmebestätigung, die auch zur Personalakte genommen wurde.

Das Projekt wurde durch zwei Supervisionstage im Dezember 2010 und im Mai 2011 begleitet.

Resonanz der Kursteilnehmerinnen: *Die Resonanz der Kursteilnehmerinnen war außerordentlich positiv. Im Rahmen einer Abschlussbesprechung wurden von den Teilnehmerinnen folgende Punkte hervorgehoben:*

Die PME eignet sich sehr gut für den Einsatz im Büroalltag, weil

- *kein großer Aufwand erforderlich ist,*
- *man sich nicht umziehen muss, nicht verschwitzt ist,*
- *PME für jeden, ob jung oder alt, geeignet ist,*
- *jeder die PME erlernen kann,*
- *keine besonderen, z. B. körperlichen Voraussetzungen erforderlich sind,*
- *der positive Effekt sofort spürbar wird,*
- *PME gut in den Alltag zu integrieren ist,*
- *PME keine Nebenwirkungen hat und ungefährlich ist,*
- *PME weltanschaulich neutral ist.*

Wichtig ist nach Auffassung der Kursteilnehmerinnen, dass

- *die PME in einer Gruppe durchgeführt wird,*
- *ein fester Termin, z. B. einmal pro Woche, festgelegt wird,*
- *gewährleistet ist, dass die Kursstunden ohne Störungen stattfinden,*
- *die PME durch eine kompetente Kursleitung angeleitet wird.*

Projektergebnis: *Das Projektziel, die Progressive Muskelentspannung in den Büroalltag zu integrieren, ist gelungen. Die PME lässt sich hervorragend ohne größeren Aufwand in die Abläufe eines Gerichts integrieren. Persönlich bin ich davon überzeugt, dass sich die PME positiv auf die Gesundheit auswirkt. Bestätigt wird dies durch die ermutigenden Aussagen der Kursteilnehmenden bei uns und auch aus anderen Behörden.*

Ausblick: *Wegen der positiven Wirkungen habe ich vor, weitere Kurse zur Progressiven Muskelentspannung in unserer Dienststelle anzubieten.*

Ein Anfang ist gemacht! In der Öffentlichen Verwaltung in Hessen nehmen immer mehr Führungskräfte ihre Fürsorgepflicht ernst und setzen sich für aktive Gesundheitsförderung ein. Insbesondere diejenigen, die in unseren Seminaren die heilsame Kraft des Innehaltens und Entspannens erlebt haben, engagieren sich und ebnen den Weg für ein neues Verständnis vom Umgang mit Stress am Arbeitsplatz. Mit ihrer neuen Sichtweise, wie mit den alltäglichen Herausforderungen bewusster umgegangen werden kann, befürworten sie Zeiten und manchmal auch Räume, in denen sie selbst und alle Bediensteten im Arbeitsalltag innehalten und entspannen können. Sie schaffen damit ein Feld, in dem es immer leichter wird, die Verantwortung für das eigene Wohlergehen zu übernehmen. In Zukunft werden sich nicht mehr diejenigen erklären müssen, die sich aktiv Zeit für Entspannung auch während der Arbeitszeit nehmen, sondern diejenigen, die sich im unbewussten pausenlosen Aktivismus verlieren.

Progressive Muskelentspannung als Weg der Achtsamkeit

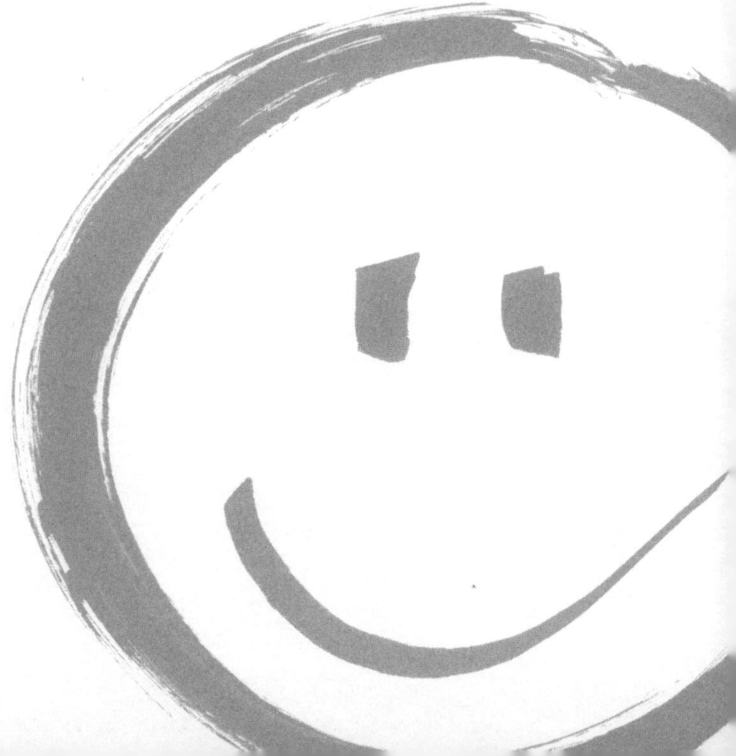

Seit Mitte der 90er Jahre gibt es ein stetig wachsendes Interesse an Verfahren rund um das Thema »Achtsamkeit«, insbesondere im Zusammenhang mit Maßnahmen zur Burnout-Prophylaxe und Burnout-Therapie. Bahnbrechende Erkenntnisse auf dem Gebiet der Hirnforschung treiben diese Entwicklung voran. Zum ersten Mal in der Geschichte der Forschung können die Auswirkungen von konsequenter Schulung der Achtsamkeit im Gehirn mit Hilfe des Kernspintomografen sichtbar gemacht werden. Signifikante Veränderungen der Hirnstruktur sind bereits nach acht Wochen regelmäßiger Achtsamkeitspraxis nachweisbar. Insbesondere in den Hirnregionen, in denen die Stresskontrolle gesteuert wird, verdichtet sich die Hirnsubstanz, aber auch in den Arealen, die mit Emotionen, mit Selbstwahrnehmung und Empathie gegenüber Mitmenschen in Verbindung gebracht werden.[5]

Im Zentrum der Forschung steht die Stressbewältigung durch Achtsamkeit (MBSR) nach Jon Kabat-Zinn, ein Verfahren zur systematischen Schulung der Achtsamkeit. MBSR[6] ist anspruchsvoll, weltanschaulich neutral und sehr wirksam. Wir bezeichnen diesen Übungsweg als konsequente Weiterführung der Progressiven Muskelentspannung und bieten im Giessener Forum unter anderem eine 1½-jährige Ausbildung zum MBSR-Lehrenden an.[7] Mit täglich mindestens 45 Minuten meditativer Praxis ist der Übungsweg vor allem für Menschen geeignet, die, häufig ausgelöst durch eine körperliche oder eine seelische Krise, einen grundlegenden Richtungswechsel in ihrem Leben vornehmen wollen.

Aber auch »normal-gestresste« Menschen interessieren sich immer häufiger für Methoden, durch die sie Achtsamkeit und Bewusstheit schulen können. Üblicherweise öffnen sie sich für alle Arten meditativer Verfahren, sei es Zen- oder Vipassanameditation, sei es Yoga, christliche Kontemplation oder auch MBSR (**M**indfulness **B**ased **S**tress **R**eduction), zu Deutsch: Stressbewältigung durch Achtsamkeit.

Die Progressive Muskelentspannung befindet sich (noch) nicht im Fokus derjenigen, die achtsamkeitsbasierende Verfahren suchen. Menschen, die sich für die Progressive Muskelentspannung interessieren, wollen im Regelfall lernen, sich besser zu entspannen. Sie bringen das Verfahren nicht mit Achtsamkeit in Verbindung, da sie es nur als

Technik kennen gelernt haben. Diese Entwicklung geht auf die 50er Jahre zurück, in denen der Psychologe Joseph Wolpe die PME in seine Verhaltenstherapien integrierte. Um Zeit zu sparen, verkürzte er die Methode erheblich und baute suggestive Elemente ein. Dabei ging das Herzstück der Progressiven Muskelentspannung, die Schulung der Achtsamkeit, verloren.[8]

Bis heute leiten Ärzte und Psychologen aber auch viele Kursleitende im Primärpräventionskontext die Progressive Muskelentspannung ausschließlich als »Technik« an. Die meisten von ihnen wissen nicht einmal, wie sehr sich ihre Anleitung von der ursprünglichen Arbeitsweise Jacobsons unterscheidet. Sie kamen weder in ihren beruflichen Qualifizierungen mit dem Aspekt der Achtsamkeit in Kontakt, noch haben sie die PME als Lebensstil in ihre eigene Lebensweise integriert.

> Gleichzeitig sei betont, dass physiologische Entspannung nicht nur eine medizinische Disziplin, sondern auch ein Lebensstil ist.
>
> *Edmund Jacobson*

Wenn wir die Progressive Muskelentspannung als einen Weg der Achtsamkeit bezeichnen, dann kehren wir zu der ursprünglichen Intension Jacobsons zurück. Für ihn war die PME ein »Lebensstil«, wie er 1934 am Ende der einführenden Bemerkungen seines Buches »Entspannung als Therapie« ausführt.

Für uns schließt sich aber auch deshalb der Kreis zwischen Progressiver Muskelentspannung und Achtsamkeit, denn es ist ausgerechnet der Begründer der Stressbewältigung durch Achtsamkeit (MBSR), Jon Kabat-Zinn, der auf den besonderen Verdienst Jacobsons in diesem Zusammenhang hinweist:

»Diese Betonung der Nichtanhaftung am Endergebnis stellt eine radikale Abweichung von den meisten klinischen Interventionen dar. Dennoch findet sie sich bereits im Kern von Jacobsons Pionierarbeit (1938), bei der die Betonung darauf lag, seine direkten propriozeptiven Erfahrungen bei der Anspannung wahrzunehmen und diesen zu vertrauen, anstatt danach zu streben, einen erwünschten Zustand, wie z. B. Entspannung, zu erreichen. Ironischerweise wurde erst bei der Verkürzung seiner Methode zur Progressiven Muskelentspannung (PMR) im Dienste der systematischen Desensibilisierung (Wolpe, 1958) dieses nicht strebende, langsame, achtsame Element vernachlässigt – vermutlicherweise ungewollt –, um zeitliche Effizienz zu erreichen. Damit wurde jedoch gleichzeitig das Primat der reinen Empfindung, die nicht beurteilt oder nicht bearbeitet werden soll, vernachlässigt (siehe Woolfolk & Lehrer, 1984).«[9]

In unserer Ausbildungs- und Seminararbeit docken wir wieder an die ursprüngliche Art der PME-Unterweisung an. Ganz im Sinne Jacobsons vermitteln wir die Progressive Muskelentspannung als Übungsweg zur Kultivierung von Achtsamkeit. Mit jedem Praktizieren der Progressiven Muskelentspannung schulen wir die »reine Wahrnehmung«, nämlich die Fähigkeit, alle Empfindungen unseres Körpers wahrzunehmen, ohne diese zu bewerten oder verändern zu wollen. Auf diese Weise werden wir immer mehr sensibilisiert für das, was sich von Moment zu Moment entfaltet – in unserem Körper, aber auch um uns herum. Jacobson verwendet in diesem Zusammenhang den Begriff der »Hingabe«, die nötig ist, um das Leben in seiner Ganzheit wahrnehmen zu können.

Die Einübung in die »wache Präsenz« ist genau das, was alle Meditationswege verbindet. Meditierende üben sich im nicht-wertenden Bewusstsein, kombiniert mit Wachheit, was dazu führt, die Dinge klarer zu sehen und daher bewusster handeln zu können. In der Progressiven Muskelentspannung lernt der Übende zunächst, seinen Körper liebevoll, wertfrei und akzeptierend wahrzunehmen, um dann diese Haltung der Akzeptanz auf Gefühle und Gedanken und schließlich auch auf das Verhalten auszuweiten.

Die Progressive Muskelentspannung ist ein ganzheitliches Verfahren, da sie alle Aspekte menschlichen Seins

In der Hektik unserer heutigen Zeit haben wir fast vergessen, wie man das Leben genießt. Freude am Sonnenschein, am Gesang der Vögel und an der Farbenpracht der Blumen überlassen wir in erster Linie den Dichtern. Begeisterung für Linien und Kurven ist auf das Atelier des Künstlers beschränkt, und das Interesse an dramatischer Gestaltung kommt nur im Theater zum Ausdruck. Dieses Defizit des modernen Lebens scheint zumindest teilweise darauf zurückzuführen zu sein, dass eine gewisse Hingabe erforderlich ist, um Schönheit wahrzunehmen und in den Alltag einzubeziehen. In Ermangelung dieser Hingabe scheinen viele Menschen in der Zweckgebundenheit ihres persönlichen Strebens Frustrationen zu erfahren, die manche bis zum Selbstmord treiben.

Edmund Jacobson

anspricht: Körper, Seele und Geist. Es geht immer wieder neu darum, eine gesunde Balance zwischen Machen und Lassen, Anspannung und Entspannung, zwischen Festhalten und Loslassen im Alltag zu finden.

In über zwanzig Jahren haben wir erlebt, dass die Progressive Muskelentspannung ein idealer Weg ist, um Achtsamkeit einzuüben und die dahinter stehende Grundhaltung der Selbstliebe und Selbstverantwortung zu verstehen und zu erleben. Viele Menschen erleben in unserer Arbeit mit der Progressiven Muskelentspannung zum ersten Mal die heilende Kraft der Achtsamkeit – nicht selten berichten sie über umfassende Veränderungen in ihrem Leben, nachdem die PME ein regelmäßiger Bestandteil ihres Lebens wurde. Sie haben Entspannung gesucht und liebevolle Aufmerksamkeit sich selbst und dem Leben gegenüber gefunden.

Nachwort

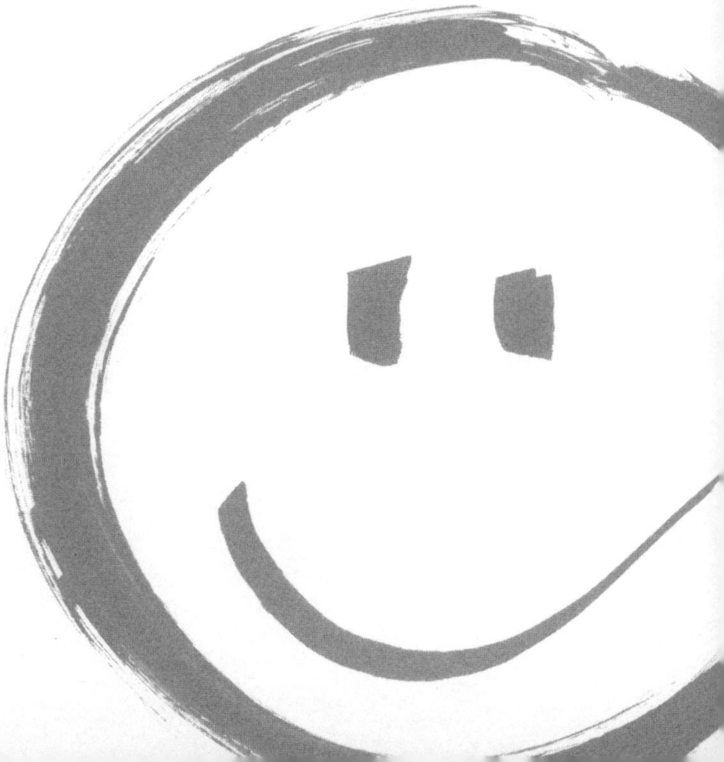

Aller guten Dinge sind drei!

Das gilt auch für Ihren persönlichen Entspannungsweg. Drei Dinge entscheiden darüber, ob Sie eine Künstlerin oder ein Künstler werden in Sachen »Entspannung im Alltag«.

Erstens: ein solide gefüllter Handwerkskoffer.
Zweitens: ein gezähmter innerer Schweinehund.
Drittens: der Mut zur Unvollkommenheit.

Für die erste Voraussetzung haben Sie bereits gesorgt. Das Buch mit der Hör-CD enthält genügend Informationen, um direkt mit dem Erlernen der Progressiven Muskelentspannung beginnen zu können. Sie verfügen damit über einen solide gefüllten Handwerkskoffer, der jederzeit einsatzbereit ist und aus dem Sie sich immer genau das herausnehmen können, was Sie gerade brauchen.

Den zweiten Aspekt müssen Sie immer wieder neu erarbeiten, denn der innere Schweinehund ist im Regelfall ziemlich hartnäckig. Täglich wird er Sie zu Trägheit und Bequemlichkeit verführen. Nur Sie allein sind in der Lage, ihn zu zähmen und ihm die Zeit für die Progressive Muskelentspannung abzutrotzen – je häufiger Sie dies tun, desto leichter lässt sich Ihr innerer Schweinehund zähmen. Verschwinden wird er nie!

> Glauben Sie mir, wenn Sie in Ihrem ständigen Bemühen etwas nachlassen, werden Sie mehr von dem erreichen, was Sie sich vorgenommen haben – noch dazu wird es Ihnen leichter fallen. Lernen Sie, etwas entspannter zu sein!
>
> *Edmund Jacobson*

Der dritte Aspekt hat etwas mit Ihrer persönlichen Haltung zu tun. Sicher haben auch Sie ein Ideal von einem entspannteren Leben im Kopf, doch im Alltag scheitern Sie immer wieder an Ihren selbstgesteckten Zielen. Sehen Sie dann auf das, was Sie schon erreicht haben, und machen Sie sich klar, dass Leben immer bedeutet, in der Spannung zwischen Gewünschtem und Machbarem zu leben. Seien Sie nachsichtig mit sich und loten Sie gleichzeitig Ihre eigenen Freiheitsspielräume aus, um das Mögliche zu tun, in aller Unvollkommenheit.

Bevor Sie sich am Ende eines Tages darüber ärgern, die Progressive Muskelentspannung wieder einmal nicht angewendet zu haben, nutzen Sie genau diesen Moment, in dem Ihnen dies auffällt. Halten Sie inne, spüren Sie in irgendeinen Muskelbereich hinein, nehmen Sie genau wahr, wie es sich in diesem Moment hier anfühlt, spannen Sie den Muskelbereich an, halten Sie die Spannung, lassen Sie sie wieder los und spüren Sie, was in der Muskulatur geschieht, ohne dies zu bewerten. Das Ganze dauert ungefähr eine Minute – und Sie sind wieder dabei!

In diesem Sinn wünschen wir Ihnen viele Gelegenheiten, die Progressive Muskelentspannung immer wieder neu in Ihren Alltag zu integrieren und die Früchte der Achtsamkeit zu ernten.

Anhang

Qualitätsstandards für die Ausbilderqualifizierung in Progressiver Muskelentspannung

Das Giessener Forum steht für höchste Qualität – unsere Ausbilderqualifizierungsstandards sind seit 1990 unübertroffen. Allein im Bereich der Progressiven Muskelentspannung (PME) haben wir von 1998 bis 2012 mehr als 1500 Kursleitende für Progressive Muskelentspannung ausgebildet, dazu kommen über 150 Menschen aus der Öffentlichen Verwaltung, die PME im Rahmen betrieblicher Gesundheitsförderung an ihrem Arbeitsplatz anbieten.

In den letzten Jahren beobachten wir auf dem Aus- und Weiterbildungsmarkt zwei bemerkenswerte Tendenzen:

1. Psychologen und Ärzte versuchen den Eindruck zu vermitteln, als könnten nur Menschen mit Approbation in Psychotherapie, Zahnmedizin bzw. Medizin sowie Psychologen mit Universitätsabschluss lernen, die Progressive Muskelentspannung anzuleiten. Dies widerspricht dem

Grundverständnis von Edmund Jacobson. Für ihn ist die Progressive Muskelentspannung eine pädagogische Basisqualifikation, die auch von Menschen anderer Berufsgruppen angeleitet werden kann, wenn diese eine fundierte Weiterbildung erfolgreich durchlaufen haben.

2. Zunehmend fühlen sich Aus- und Weiterbildungseinrichtungen dazu berufen, in ihr Portfolio PME-Kursleiterqualifizierungen aufzunehmen, ohne selbst über hinreichende PME-Ausbilderqualifizierungen zu verfügen. Immer wieder kommen Menschen in unsere Kurse, die bereits ein PME-Kursleitungszertifikat erworben haben, sich jedoch nicht in der Lage sehen, PME ohne Hilfsmittel im direkten Kontakt mit Gruppen oder Einzelpersonen anzuleiten. Ihnen wurde die PME als »Technik« vermittelt. Auch dies widerspricht dem Grundverständnis von Edmund Jacobson, der die Progressive Muskelentspannung als »Lebensstil« beschreibt, der nur in einem entsprechenden didaktisch aufbereiteten Selbsterfahrungskontext erlebt und eingeübt werden kann. Nur so ist gewährleistet, dass das Herzstück der PME, die Schulung der Achtsamkeit, nicht verloren geht.

Unserer Ausbildungstätigkeit zur Kursleitung in Progressiver Muskelentspannung (PME) im Giessener Forum liegen seit 1998 nachfolgende Ausbilderqualifizierungskriterien zugrunde:

Ausbilderqualifizierungskriterien für Progressive Muskelentspannung (PME)

- Abgeschlossenes Hochschulstudium (z. B. Medizin, Psychologie, Pädagogik)
- Mehrjährige Ausbildung in einem fundierten pädagogischen Gruppenleitungsverfahren mit qualifiziertem Abschluss (z. B. Themenzentrierte Interaktion, Gestaltpädagogik, Supervision)
- Langjährige Selbsterfahrung (z. B. Psychotherapie, psychotherapeutische Aus- und Weiterbildung)
- Mindestens drei qualifizierte Ausbildungen in Progressiver Muskelentspannung (PME) bei unterschiedlichen Anbietern
- Mindestens fünfjährige kontinuierliche eigene Kursleitungserfahrung in PME in unterschiedlichen Arbeitsfeldern (VHS, Krankenkassen, Selbsthilfearbeit, Unternehmen, freie Träger)
- Kursleitungserfahrung in PME in unterschiedlichen Strukturen (Einzelunterricht, Kurse, Workshop, Fortbildung, Vorträge, laufendes Training)

- Kontinuierliche Supervision der eigenen Kursleitung in PME
- Umfangreiches Studium der Primär- und Sekundärliteratur zur Progressiven Muskelentspannung
- Wissenschaftliche Forschung oder Publikationen auf dem Gebiet der Gesundheitsprävention, Schwerpunkt: Progressive Muskelentspannung
- Entwicklung eines inhaltlich-didaktischen Ausbildungskonzeptes für PME
- Entwicklung umfangreicher Materialzusammenstellungen für die Teilnehmenden der Ausbildungskurse in PME
- Mindestens drei Kursablaufs-Dokumentationen eigener PME-Kurse mit ausführlicher Selbstreflexion
- Überprüfung der eigenen PME-Ausbildungsarbeit nach den üblichen Qualitätsstandards von Bildungseinrichtungen (z. B. ISO 9001:2000)

Nähere Informationen zu den Kursleitungsausbildungen in Progressiver Muskelentspannung erhalten Sie auf den Webseiten des Giessener Forums:
www.giessener-forum.de
www.progressive-muskelentspannung.de

Anmerkungen

1 Paul J. Kohtes: Dein Job ist es frei zu sein. Zen und die Kunst des Managements. Bielefeld: Kamphausen Verlag 2005, S. 46
2 Karl Kälin/Peter Muri: Sich selbst und andere führen. Psychologie für Führungskräfte, Mitarbeiterinnen und Mitarbeiter. Thun: Ott 1985, 15. Auflage 2005, S. 108
3 Vgl. Cornelia Löhmer/Rüdiger Standhardt: Achtsamkeit am Arbeitsplatz: Vision und Engagement. In: Cornelia Löhmer/ Rüdiger Standhardt: Timeout statt Burnout. Einübung in die Lebenskunst der Achtsamkeit. Stuttgart: Klett-Cotta 2012, S. 169–174
4 Vgl. Cornelia Löhmer/Rüdiger Standhardt: Liebe in den beruflichen Alltag bringen. In: Cornelia Löhmer/Rüdiger Standhardt: Timeout statt Burnout. Einübung in die Lebenskunst der Achtsamkeit. Stuttgart: Klett-Cotta 2012, S. 123–149
5 Vgl. Ulrich Ott: Meditation für Skeptiker. Ein Neurowissenschaftler erklärt den Weg zum Selbst. München: O. W. Barth 2010
6 Vgl. Jon Kabat-Zinn: Gesund durch Meditation. Das große Buch der Selbstheilung. München: Knaur 2011
7 Nähere Informationen zur Ausbildung zum/zur MBSR-Lehrer/in finden Sie unter: www.mbsr-ausbildung.de
8 Vgl. Joseph Wolpe: Psychotherapy by Recinprocal Inhibition. California: Stanford University Press 1958

9 Jon Kabat-Zinn: Achtsamkeitsbasierte Interventionen im Kontext: Vergangenheit, Gegenwart und Zukunft. In: Thomas Heidenreich/Johannes Michalak (Hrsg.): Achtsamkeit und Akzeptanz in der Psychotherapie. Ein Handbuch. Tübingen: dgvt 2004, S. 116 f.

Quellennachweise

Zitat von Edmund Jacobson, S. (22), aus: Edmund Jacobson (1977), S. 5.

Zitat von Edmund Jacobson, S. (23), aus: Edmund Jacobson (2011), S. 18.

Zitat von Edmund Jacobson, S. (24), aus: Edmund Jacobson (1977), S. 106.

Zitat von Edmund Jacobson, S. (25), aus: Edmund Jacobson (1977), S. 66.

Zitat von Edmund Jacobson, S. (26), aus: Edmund Jacobson (2011), S. 18.

Zitat von Edmund Jacobson, S. (31), aus: Edmund Jacobson (2011), S. 167.

Zitat von Edmund Jacobson, S. (33), aus: Edmund Jacobson (2011), S. 14.

Zitat von Edmund Jacobson, S. (37), aus: Edmund Jacobson (1977), S. 73.

Zitat von Edmund Jacobson, S. (52), aus: Edmund Jacobson (2011), S. 141.

Zitat von Edmund Jacobson, S. (53), aus: Edmund Jacobson (2011), S. 39.

Zitat von Edmund Jacobson, S. (84), aus: Edmund Jacobson (2011), S. 77.

Zitat von Edmund Jacobson, S. (107), aus: Edmund Jacobson (1977), S. 13.

Zitat von Edmund Jacobson, S. (115), aus: Edmund Jacobson (1977), S. 126.

Zitat von Edmund Jacobson, S. (131), aus: Edmund Jacobson (2011), S. 14 f.

Zitat von Edmund Jacobson, S. (133 und 134), aus: Edmund Jacobson (2011), S. 95.

Zitat von Edmund Jacobson, S. (138), aus: Edmund Jacobson (2011), S. 84.

Literatur

Bernstein, Douglas A./Borkovec, Thomas D.: Entspannungs-Training. Handbuch der progressiven Muskelentspannung. München: Pfeiffer, 12. Auflage 2007 (Erstauflage 1975).

Brenner, Helmut: Progressives Entspannungstraining. München: Humboldt 1989, leicht verändert Lengerich: Pabst 2002.

Gröninger, Siegfried/Stade-Gröninger, Jutta: Progressive Relaxation. Indikation – Anwendung – Forschung – Honorierung. München: Pfeiffer 1996.

Hainbuch, Friedrich: Muskelentspannung nach Jacobson. Buch mit CD. München: Gräfe & Unzer 2004.

Heidenreich, Thomas/Michalak, Johannes (Hrsg.): Achtsamkeit und Akzeptanz in der Psychotherapie. Ein Handbuch. Tübingen: dgvt 2004.

Jacobson, Edmund: Lassen Sie sich Zeit! Das Geheimnis der Entspannung. Zürich: Schweizerischer Kaufmännischer Verein, 2. Auflage 1977 (Erstauflage 1970).

Jacobson, Edmund: Entspannung als Therapie. Progressive Relaxation in Theorie und Praxis. Stuttgart: Klett-Cotta, 7. erweiterte Auflage 2011 (Erstauflage 1990; die amerikanische Originalausgabe erschien 1934 unter dem Titel: »You must relax«).

Johnen, Wilhelm: Muskelentspannung nach Jacobson. Für Selbstsicherheit und innere Ruhe. München: Gräfe & Unzer, 7. Auflage 2003 (Erstauflage 1995), Neuauflage 2009 (Weltbild).

Kabat-Zinn, Jon: Gesund durch Meditation. Das große Buch der Selbstheilung. München: Knaur 2011.

Kabat-Zinn, Jon: Achtsamkeitsbasierte Interventionen im Kontext: Vergangenheit, Gegenwart und Zukunft. In: Thomas Heidenreich/Johannes Michalak (Hrsg.): Achtsamkeit und Akzeptanz in der Psychotherapie. Ein Handbuch. Tübingen: dgvt 2004.

Kälin, Karl/Muri, Peter: Sich selbst und andere führen. Psychologie für Führungskräfte, Mitarbeiterinnen und Mitarbeiter. Thun: Ott 1985, 15. Auflage 2005.

Kohtes, Paul J.: Dein Job ist es frei zu sein. Zen und die Kunst des Managements. Bielefeld: Kamphausen 2005.

Löhmer, Cornelia/Standhardt, Rüdiger: Timeout statt Burnout. Einübung in die Lebenskunst der Achtsamkeit. Stuttgart: Klett-Cotta, 2. Auflage 2012.

Ohm, Dietmar: Stressfrei durch Progressive Relaxation. Mehr Gelassenheit durch Tiefenmuskelentspannung nach Jacobson. Stuttgart: Trias, Neuauflage mit Audio-CD 2003, 2. Auflage 2011, (Erstauflage 1992).

Olschewski, Adalbert: Progressive Muskelentspannung. Eine Einführung in das Entspannungstraining nach Jacobson. Heidelberg: Karl F. Haug, 3., überarbeitete und erweiterte Auflage 1996 (Erstauflage 1992).

Ott, Ulrich: Meditation für Skeptiker. Ein Neurowissenschaftler erklärt den Weg zum Selbst. München: O. W. Barth 2010.

Sammer, Ulrike: Halten und Loslassen. Die Praxis der Progressiven Muskelentspannung. Zürich/Düsseldorf: Walter 1997, Düsseldorf: Patmos 2006, 3. Auflage 2012.

Wolpe, Joseph: Psychotherapie by Recinprocal Inhibition. California: Stanford University Press 1958.

Entspannen mit der Übungs-CD

Die beiliegende CD ist als Unterstützung für Ihr Üben konzipiert worden. Sie enthält Anleitungsangebote, die sich in der Praxis bewährt haben. Sollte Ihnen die Anleitungsform, eine bestimmte Wortwahl, die Pausengestaltung oder die Musik nicht zusagen, so legen Sie die CD getrost zur Seite – wie das Buch versteht sich auch die CD als Angebot, nicht als Anweisung! Sie allein sind Ihr Maßstab und niemand von außen kann wissen, was Sie brauchen – vertrauen Sie daher Ihrer inneren Stimme und variieren Sie das, was Ihnen von außen begegnet, so, dass es Ihrer Entspannung dient.

Die CD enthält 7 Sequenzen:

Track 1: Er beinhaltet eine Einführung in die Progressive Muskelentspannung im Liegen.

Track 2: Sie hören die Anleitung des 17er-Schrittes im Liegen, hinterlegt mit speziell komponierter Entspannungsmusik.

Insbesondere zu Beginn des Übungsweges wird die

Kombination aus Musik und einer ausführlichen Anleitung als hilfreich erlebt. Diejenigen Menschen, denen es schwerfällt, sich längere Zeit nur auf ihren Körper zu konzentrieren, können sich von der Musik in die Entspannung hineintragen lassen. Die Musik hat etwa 60 Schläge in der Minute und unterstützt damit ein Hineinfinden in den Ruhepuls, der ebenfalls bei ca. 60 Herzschlägen pro Minute liegt.

Die Einleitung im Liegen und die sich anschließende Anleitung des 17er-Schrittes können hintereinander angehört werden. Sobald Ihnen die wesentlichen Aspekte der Hinführung vertraut sind, steht es Ihnen selbstverständlich frei, direkt mit der Anleitung des 17er-Schrittes zu beginnen.

Track 3: Er enthält die Einführung in die Progressive Muskelentspannung im Sitzen.

Track 4: Sie hören die Anleitung des 7er-Schrittes im Sitzen. Diese Anleitung ist ohne Musik, so dass Sie sich ohne eine äußere Ablenkung auf die Empfindungen Ihres Körpers konzentrieren können.

Track 5: Er enthält die Einführung in die Progressive Muskelentspannung im Stehen.

Track 6: Sie hören die Anleitung des 4er-Schrittes im Stehen, auch wieder ohne Musik.

Track 7: Er enthält die Musik »pur«, also ohne Text.

Es handelt sich um die Musik, die auch der ersten Anleitung im Liegen unterlegt ist.

Nach einer halben Minute Einstimmung ertönt ein musikalisches Glöckchen, es kündigt die nun folgende musikalische Einheit an. Folgen Sie mit Ihrer Aufmerksamkeit den Tönen dieser Musiksequenz und nutzen Sie das nächste Glöckchen, um mit Ihrem Durchgang durch die Entspannung zu beginnen. Nach jeweils gut einer Minute erklingt das Glöckchen erneut und erinnert Sie daran, sich auf die nächste Muskelgruppe zu konzentrieren.

Die Musik ist in einer Länge eingespielt, die ausreicht, vom 17er- bis zum 4er-Schritt sämtliche Variationen zu üben und die Entspannung nachklingen zu lassen.

In den letzten Minuten der Musik erweitert der Musiker Bernd Holz seine Komposition und führt Sie hinein in die faszinierende Welt der Töne, fernab von Alltagsstress und Hektik, um Sie dann sanft und behutsam wieder zurück in die Wirklichkeit zu leiten.

Über den Komponisten

Bernd Holz, seit 1983 Oboist und Englischhornist im WDR Sinfonieorchester Köln, zehn Jahre Hochschuldozent an der Musikhochschule Köln, Abteilung Aachen und Düsseldorf. Mitglied verschiedener Kammermusikensembles, Mitwirkung bei Konzerten im In- und Ausland, bei Rundfunk-, CD- und Fernsehproduktionen. Schwerpunkt seines kammermusikalischen Engagements ist die Besetzung Oboe und Gitarre, mit der er vor allem in Korea und Japan gastierte. Kompositionen und Produktionen im Bereich der Entspannungsmusik und in der Unterhaltungsmusik mit dem reizvollen Einsatz der klassischen Instrumente Oboe und Englischhorn.

Über die Autoren

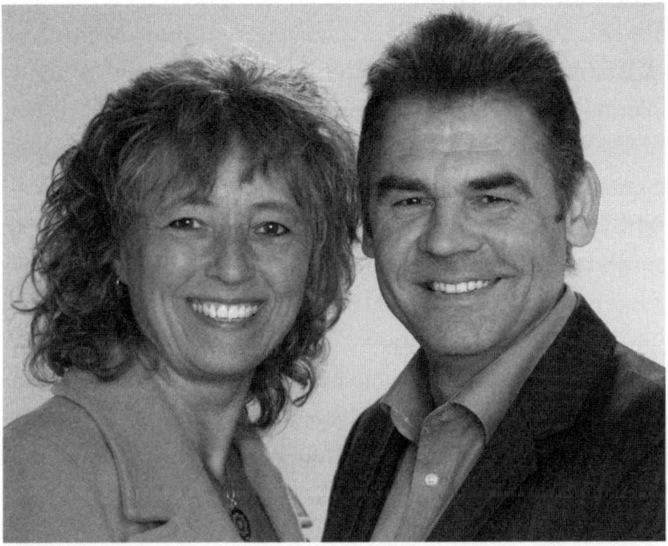

Cornelia Löhmer, geboren 1961 in Solingen. Dr. phil., Erziehungswissenschaftlerin M.A. Von 1986–1997 wissenschaftliche Mitarbeiterin und wissenschaftliche Assistentin am Fachbereich Erziehungswissenschaften der

Justus-Liebig-Universität Giessen. Selbstständige Seminarleiterin, Trainerin, Coach und Autorin. Dipl.-TZI-Gruppenleiterin (RCI int.), MBSR-Lehrerin und Dozentin in der MBSR-Ausbildung des Giessener Forums, Kursleiterin und Ausbilderin in Progressiver Muskelentspannung für Kinder, Jugendliche, Erwachsene und ältere Menschen. Ausbilderin für TAA (Trainer Achtsamkeit am Arbeitsplatz).

MBSR-Weiterbildungen bei Dr. Jon Kabat-Zinn, Dr. Saki Santorelli, Melissa Blacker und Florence Meleo-Meyer. MBCT-Weiterbildung bei Mark Williams. Mitbegründerin und wissenschaftliche Leiterin des Giessener Forums sowie Leiterin des Arbeitskreises »Achtsamkeit am Arbeitsplatz«.

Rüdiger Standhardt, geboren 1962 in Bonn. Dipl.-Pädagoge und Studium der evangelischen Theologie, selbstständiger Seminarleiter, Trainer, Coach und Autor. Ausbilder für Progressive Muskelentspannung, TAA (Trainer Achtsamkeit am Arbeitsplatz) und Stressbewältigung durch Achtsamkeit (MBSR), Yogalehrer (BDY/khyf), TZI-Gruppenleiter (RCI.int) und Supervisor.

Langjährige Zen-Praxis bei Pater Lassalle und Prof. Dr. Michael von Brück, Yoga-Praxis bei R. Sriram. MBSR-Weiterbildungen bei Dr. Jon Kabat-Zinn, Dr. Saki Santorelli, Melissa Blacker und Florence Meleo-Meyer. MBCT-Weiterbildung bei Mark Williams sowie Weiterbildung in The Work bei Byron Katie. Mitbegründer und Institutsleiter des Giessener Forums sowie Leiter des Arbeitskreises »Achtsamkeit am Arbeitsplatz«.

Gemeinsam gründeten wir 1990 das Giessener Forum, ein Ausbildungsinstitut für achtsamkeitsbasierte Verfahren: Progressive Muskelentspannung (PME), TAA (Training Achtsamkeit am Arbeitsplatz und Stressbewältigung durch Achtsamkeit (MBSR). Wir leiten die Ausbildungskurse und bieten für Unternehmen und die öffentliche Verwaltung Führungskräfte-Seminare an. Außerdem schreiben wir Bücher und Artikel zum lebendigen Lehren und Lernen sowie zur Progressiven Muskelentspannung und Stressbewältigung durch Achtsamkeit.

Wir sind verheiratet, haben zwei erwachsene Söhne, leben in Giessen-Rödgen und einen Teil des Jahres in Anidri (Südwestkreta).

Wenn Sie uns in der praktischen Arbeit erleben wollen, sind Sie herzlich zu den Veranstaltungen des Giessener Forums eingeladen. Rund um die Progressive Muskelentspannung (PME), das Training Achtsamkeit am Arbeitsplatz (TAA) und die Stressbewältigung durch Achtsamkeit (MBSR) machen wir Ihnen folgende Angebote:

- Vorträge, Impulsveranstaltungen und Seminare
- Kursleitungsausbildung in Progressiver Muskelentspannung
- Trainerausbildung in Achtsamkeit am Arbeitsplatz
- Ausbildung zum MBSR-Lehrenden
- Schweigeretreats
- Supervisionsworkshops

Ausführliche Informationen erhalten Sie beim:

Giessener Forum
Ausbildungsinstitut für achtsamkeitsbasierte Verfahren
Dr. Cornelia Löhmer & Rüdiger Standhardt
Helgenstockstr. 15 a
35394 Giessen
Telefon: 06 41/49 36 05
Telefax: 06 41/49 36 95
E-Mail: info@giessener-forum.de
Internet: www.giessener-forum.de